医学检验与医学影像

医学知识编委会 编

中医古籍出版社
Publishing House of Ancient Chinese Medical Books

图书在版编目（CIP）数据

医学检验与医学影像 / 医学知识编委会编 . -- 北京 :
中医古籍出版社 , 2023.9

ISBN 978-7-5152-2411-4

Ⅰ. ①医… Ⅱ. ①医… Ⅲ. ①医学检验②医学影像
Ⅳ. ① R446 ② R445

中国国家版本馆 CIP 数据核字 (2023) 第 116682 号

医学检验与医学影像
医学知识编委会 编

策划编辑 姚 强
责任编辑 吴 迪
出版发行 中医古籍出版社
社 址 北京市东城区东直门内南小街 16 号（100700）
电 话 010 － 64089446（总编室）010 － 64002949（发行部）
网 址 www.zhongyiguji.com.cn
印 刷 廊坊市博林印务有限公司
开 本 710mm × 1000mm 1/16
印 张 19.5
字 数 237 千字
版 次 2023 年 9 月第 1 版 2023 年 9 月第 1 次印刷
书 号 ISBN 978-7-5152-2411-4
定 价 158.00 元

编委会名单

冷晓妍（青岛城阳区人民医院）

王　燕（连云港市第一人民医院）

刘燕岭（胜利油田中心医院）

陈丽雯（南昌大学第一附属医院赣江新区医院）

师春玲（天津市武清区人民医院）

吴云虎（河南中医药大学）

徐　刚（上海交通大学医学院附属仁济医院宝山分院）

韦贵将（右江民族医学院附属医院）

张志宏（滕州市中心人民医院）

张　伟（山东省泗水县疾病预防控制中心）

孙雪荣（青岛市妇女儿童医院）

前 言

影像学诊断主要是通过影像把病人的疾病展现出来，对疾病的演变和疾病的诊断、治疗提供一定的辅助作用。医学检验学科是一门多学科相互交融的边缘科学，发展迅速。随着基础理论研究的不断深入和分析技术的迅速发展，临床检验的新项目、新方法不断涌现，同时也有些检验项目或方法需要淘汰更新，检验工作者对原有项目的认识和应用也在不断深化。为此，医学知识编委会编写了《医学检验与医学影像》一书。

医学检验主要包括自动化分析仪分析技术、酶学检验技术、感染免疫检验项目操作规程、变态反应室常见项目操作规程、遗传性疾病分子检验项目操作规程等临床常用的各种检验方法，对其相关基础知识、基本理论和基本技能进行了详细阐述。内容翔实，重点突出，语言精练。

影像部分内容涵盖了放射影像的基础知识、基本理论、基本技能。包括X线摄影技术操作规程、CT检查技术操作规程、DSA检查技术操作规程、生殖系统疾病的影像学等内容。

本书内容清晰，易于理解。可作为各专业不同年资医师的重要参考读物。由于水平所限，疏漏错误再所难免，望同道批评赐正。

目录

01

自动化分析仪分析技术

随着医学和医学检验的发展，临床生化检验实验室开展的检验项目越来越多，样本量大幅增加。为了提高检测速度和准确度，目前大部分项目测试涉及的分析技术和相关环节均实现了自动化，从而大大提高了工作效率和检验质量。

第一节　特定蛋白自动化分析仪分析技术

一、特定蛋白自动化分析仪的原理

可溶性抗原与抗体在液相中特异性结合，形成免疫复合物微粒。当受到光线照射的时候，微粒对光有折射和散射（或衍射）等作用，形成了散射光，通过检测散射光的强弱，从而推算出被测物质的含量。微粒的大小和数量、入射光的强度和测量的角度等都会对散射光的强度有影响。一般测量散射光强度的角度是在光路5°～90°角的方向上进行。

二、特定蛋白自动化分析仪的基本结构和使用

（一）基本结构

散射比浊分析仪临床常称为特定蛋白自动化分析仪。特定蛋白自动化分析仪主要由分析系统和计算机系统组成。分析系统一般包括加液系统、样本盘、试剂盘、反应杯、散射浊度测定仪和清洗工作站等。计算机系统包括计算机主机、显示器、键盘等，用于输入患者信息、选择程序菜单、计算标准曲线及存储结果。

（二）校准

通用的方法是用已知浓度的校准品对分析项目进行多点校准从而得到校准曲线，不同的系统所用的校准方法不同。

（三）质量控制

仪器安装后，需要对其性能指标进行验证和定期检查，精密度、准确度、线性、灵敏度、干扰实验等评价仪器的性能指标要符合要

求。质量控制中，可以用仪器厂家配套的或第三方的质控物。每天进行室内质控物的检测，并且根据质控规则绘制质控图从而判断是否在控。主动参加各级临检中心组织的室间质评活动，以解决室内质量控制不易发现的误差。

（四）注意事项

1. 抗原过剩监测

免疫比浊分析基本要求是要始终保持反应过程中抗体适量过剩，如果抗原过量会发生钩状效应而导致检测失败。因此，需要对抗原过剩进行监测。特定蛋白自动化分析仪可通过对反应动力学数据的处理，确定反应体系是否处于抗原过剩状态，检测方法有以下3种。

（1）连续监测抗原抗体反应曲线，若抗原过剩，则反应曲线呈现异常。

（2）用反应体系中抗体追加法时，若浊度继续增大则提示抗原过剩。

（3）用两种稀释度的待测标本测定法时，若浓度高的样本浊度反而降低则提示抗原过剩。

2. 减少伪浊度

伪浊度是在反应体系中除了待测抗原与抗体特异结合形成的免疫复合物产生的浊度之外，其他可以引起散射光或透射光发生变化的浊度。减少伪浊度的方法有以下4点。

（1）标本，应新鲜合格，应彻底离心，避免血清混有血细胞，尽量避免溶血、黄疸、脂浊及反复冻融的标本。

（2）检测体系，比色杯和稀释杯尽量使用一次性的。如果需要重复使用，一定要彻底洗涤干净。

（3）试剂，使用合格特异度高的抗体试剂。

（4）增浊剂浓度，严格控制其浓度。

3. 选择合适的入射光波长

入射光波长选择原则除了抗原抗体免疫复合物外，反应体系中其他成分对入射光的干扰应最小。如果其他成分吸收了部分入射光，那么将导致抗原浓度在散射比浊法中假性偏低，透射比浊法结果假性偏高。

（五）维护和保养

在临床工作中，必须做好仪器的维护和保养，使仪器始终处于良好的工作状态。不同的仪器保养要求会不同，基本的注意点：①仪器设备表面的消毒。②检查过滤器、注射器、管路、探针等是否正常，如受损则进行更换。③每周关闭并重启一次仪器。

第二节　电解质自动化分析仪分析技术

电解质测定方法有多种，如离子选择性电极法、离子色谱法、同位素稀释分析法、等离子体发射光谱法、质谱法、分光光度法、原子吸收光谱法、火焰发射分光光度法（FES）等。离子选择性电极法具有标本用量少、快速准确、操作简单的优点，以离子选择性电极法分析技术为基础的电解质自动化分析仪在临床生化检验中得到了广泛应用。

一、电解质自动化分析仪的原理

离子选择性电极法属于电位分析法，通过检测电极表面电位的改变，计算测量电极与参比电极表面电位的差值，与已知离子浓度标准溶液而获得的校准曲线进行对比，从而得出样本中被测定的离子浓度。

电位分析法的理论基础是Nernst方程式，电极电位（E）与离子的浓度（或活度α）的关系：

$$\mathrm{E}=K\pm\frac{2.303\,RT}{\mathrm{nF}}\times \mathrm{Ig}\alpha$$

式中，测定条件一定时K可视为常数、正负号分别对应阳离子和阴离子，R为气体常数，T为绝对温度，n为离子电荷数，F为普朗克常数。

电位分析法利用测量电极（对待测离子响应的电极）及参比电极构成一个测量电池。在电池回路零电流及溶液平衡体系不发生变化条件下，测得电池的电动势（或测量电极的电位）：

$$\mathrm{E}=\varphi_{参比}-\varphi_{指示}$$

由于$\varphi_{参比}$不变，$\varphi_{指示}$符合方程式，所以E的大小取决于待测物质离子的浓度，由上式可见，测定了电极电位，就可确定离子的浓度。

离子选择性电极法按照测定过程分为间接测定法和直接测定法。在间接测定法中，标本要经过大比例稀释再进入测量池，现广泛用于全自动、高通量临床生化检测系统。在直接测定法中，标本无须稀释，直接与电极接触，常用于电解质的独立测定及血气分析仪的联合检测。

引起离子选择性电极法测量误差的原因有3个方面：

（1）电极选择性减弱。

（2）蛋白质反复沉积在敏感膜上或膜被污染，电极间盐桥被离子竞争或与选择性离子反应等，改变对选择离子的响应。

（3）存在间接测定法引起的“电解质排斥效应”，即由于样本中脂质和蛋白质的溶剂置换效应而造成检测结果偏低。

二、电解质自动化分析仪的基本结构和使用

电解质自动化分析仪是采用离子选择性电极技术来实现检测生物标本。如血清、血浆、全血及稀释尿液中电解质浓度的仪器，按自动化的程度分为半自动电解质自动化分析仪和全自动电解质自动化分析仪。半自动电解质自动化分析仪可自动进行校准、检测、冲洗、显示及结果打印，每次进样需人工操作。全自动电解质自动化分析仪无须人工进样，可同时测定多个标本中的K^+、Na^+、Cl^-等。

（一）基本结构和功能

电解质自动化分析仪一般可分为电极系统、液路系统、电路系统、界面系统和软件系统等5个系统。电极系统由指示电极和参比电极组成，是电解质自动化分析仪的关键部件，决定了测定结果的准确度

和灵敏度。液路系统由标本盘、试剂瓶、加样针、三通阀、蠕动泵等组成，在计算机控制下，蠕动泵为标本和各种试剂的流动提供动力，通过特定的转动和转换等实现不同液体在仪器内的流动。不同类型电解质自动化分析仪电路系统存在一定的区别，但一般电路模块均由电源电路模块、输入输出模块、微处理器模块、信号放大和数据采集模块、控制模块等组成。界面系统是仪器上具有人机对话功能的操作部件，样品检测分析时，操作者通过操作不同的按键来控制分析仪。软件系统是控制仪器动作的关键，提供仪器微处理系统、设定程序、测定程序和自动清洗等程序操作

在临床工作中，基于直接电位法的干式电解质自动化分析仪具有多层膜片组成的样品电极和参比电极，两电极由纸盐桥相连。测定时，将待测血清和参比液同时分别滴加到表层相邻的加样槽内，测定二者的差示电位。每测定一个项目需要一个干片，每个干片都带有条形识别码，仪器自动识别进行项目测定。

（二）校准

电解质自动化分析仪通常需要用校准品进行校准，校准品应可溯源至国际或国家参考物质。

离子选择性电极法多采用两点校准，测定已知浓度的高、低浓度的校准液，可以获得电极电位与离子浓度之间的关系，并计算出K^+、Na^+、Cl^-的校准系数S（斜率）。

（三）质量检查

1. 分析前的质量控制

标本类型、采集方法、性状、温度和保存时间等对电解质测定均有影响。细胞内的K^+含量远高于细胞外，而细胞内的Na^+含量仅为血浆中的1/10，故溶血时对K^+的影响很大而对Na^+基本没有影响。全血标本

分离前如储存在37℃环境下，由于糖酵解增强，使得K^+进入细胞内从而细胞外K^+降低。因此，标本采集后应及时离心和测定。电解质多采用血清或肝素锂抗凝血浆进行分析，EDTA、草酸、枸橼酸盐等抗凝剂不能用于Ca^{2+}的测定。而高浓度肝素可使Ca^{2+}测定结果明显降低、K^+测定结果升高。Ca^{2+}测定时，血液中CO_2丢失会导致pH升高，使结合钙增加，而Ca^{2+}测定结果降低，所以最好用肝素抗凝、密封、隔绝空气保存，并且立刻检测。

2. 分析中的质量控制

首先应对仪器进行性能评价，要符合要求才能使用。其次每天要进行室内质量控制，定期参加室间质量评价活动或参加外部能力验证实验准确度评价计划。操作者必须严格执行操作规程检测标本，并且周期性保养维护仪器。

3. 分析后的质量控制

实验室应该建立危急值报告制度，对于危急值应该及时与临床进行沟通联系。

（四）维护和保养

在使用过程中，电解质自动化分析仪的维护和保养常需注意以下5点。

（1）定期对进样针和管道系统进行清洗，特别是清洗盐类结晶和漏液，其可以干扰分析仪测量的电极电位。

（2）定期更换仪器的泵管。

（3）确保仪器接地良好，最好使用不间断稳压电源。

（4）定期对电极进行去蛋白清洗及活化。仪器长期使用时，电极膜被蛋白质吸附后可改变电极电位，从而使校准失败或者影响测量结果。执行去蛋白后，必须先进行清洗，然后进行校准，室内质量控制通过后再进行标本的检测。

（5）参比电极的内充液主要成分是氯化钾，长期使用可能会使其渗漏到电极表面，因此，应定期擦洗电极的外表面，并及时添加电极内充液。

三、电解质自动化分析仪的临床应用

目前，临床上有Na^+、K^+、Cl^-，或Na^+、K^+、Cl^-、Ca^{2+}，或Na^+、K^+、Cl^-、二氧化碳总含量（TCO_2）、pH等组合的电解质自动化分析仪。血气分析仪主要检测pH、二氧化碳分压（PCO_2）、氧分压（PO_2）等项目，有些电解质自动化分析仪增加了电解质模块。含电解质模块的电解质自动化分析仪，实现了常规项目与电解质项目的同时检测。

第三节　血气自动化分析仪分析技术

血气分析是对血液中氧气、二氧化碳等进行测定，一般采用电极法，可将检测过程自动化。血气自动化分析仪是利用电极对全血中的pH、PCO_2和PO_2进行测定的仪器。根据所测得的pH、PCO_2、PO_2数值及输入或直接测得的血红蛋白值，计算出血液中其他的参数值，如实际碳酸氢盐（AB）浓度、标准碳酸氢盐（SB）浓度、缓冲碱（BB）、TCO_2、碱剩余（BE）、血氧饱和度（SO_2）等。

一、血气自动化分析仪的原理

血气自动化分析仪直接测定的指标是pH、PCO_2、PO_2。

（一）pH 电极测量原理

血气自动化分析仪中的pH电极和pH参比电极组成测量系统对pH进行测量。pH电极是一个对H^+敏感的玻璃电极，利用电位法原理测量溶液（血样）中的H^+浓度，将其转化为pH。

（二）PCO_2 电极测量原理

PCO_2电极是一个气敏电极，是由pH玻璃电极、参比电极和装有电极液的电极套组成的复合电极。电极套头部有CO_2透气膜，可以选择性地透过CO_2，而带电荷的H^+和HCO_3^-不能通过。5mmol/L的碳酸氢钠溶液（内充液）充满透气膜内侧与pH电极之间。当血液中CO_2分子通过膜与碳酸氢盐平衡改变了pH时，pH电极和参比电极将pH的变化测量出来就间接地测出了PCO_2浓度。内充液中pH变化与PCO_2为负对数关系。

（三）PO_2 电极测量原理

PO_2电极由铂阴极、Ag/AgCl阳极和盛有PO_2电极内充液（含KCl的磷酸盐缓冲液）的有机玻璃套组成的氧化还原电极。玻璃套的顶端覆盖有能选择性透过O_2的聚丙烯膜。在外加0.65V极化的直流电压时，当血液中的O_2透过膜扩散到阴极表面时被还原，其所产生电解电流与PO_2成正比，从而得出PO_2值。

二、血气自动化分析仪的基本结构、校准和质量控制

（一）基本结构

血气自动化分析仪一般分为电极系统、管路系统和电路系统三大部分。样品室内壁有4个孔，分别被pH参比电极、pH电极、PCO_2电极和PO_2电极的电极头堵严，电极敏感膜暴露在样品室内。被测量的血液吸入样品室后，4支电极测定血液中的pH、PCO_2、PO_2，各自将它们转换成电信号，经放大、模数转换后，输送至仪器的计算机系统。经计算机处理、运算后，将所得测量和计算值发送至显示器、打印机及实验室信息系统。

（二）校准

血气自动化分析仪的电极不能保持长时间的稳定，需要频繁地进行校准。

1.pH 电极校准

pH电极校准过程中，先将pH为7.384的缓冲液引入测电池，计算机发出指令把电子部分pH调校到7.384。再将pH为6.840的斜率缓冲液引入测量池。最后将pH为7.384的缓冲液再引入，这时所获得的数据即回到pH为7.384 ± 0.005，则pH电极校准完成。

2.PCO_2 电极校准

校准时，先后引入5%CO_2和10%CO_2的混合气体，其调整的过程与pH电极校准相似。

3.PO_2电极校准

PO_2值为零时，电路中电流并不为零，存在一个微小的电流值，称为基流。校准PO_2电极时，需要两种气体。先用不含氧气的纯CO_2通过测量管，将电路中基流调零；再用一种标准气体去测定PO_2，就可得出PO_2跟电流的标准曲线。

（三）质量控制

1. 分析前的质量控制

临床上最常用的采血部位是桡动脉，也可选用足背动脉、肱动脉或股动脉等。采集时，选择含冻干肝素抗凝剂的无菌注射器，穿入动脉后，应由动脉压力使针筒活塞自动上升。采集后，离体的针头应该立即刺入橡皮塞，使血液与空气隔绝，并轻搓针筒使动脉血与抗凝剂充分混匀，存放于隔绝空气的37℃环境下，15min内进行检测。分析时间超过2h，测定值将会受到显著影响。当存放时间长时，血细胞进行代谢，产生了有机酸等代谢产物，使得pH、BE值进行性下降，而$PaCO_2$值上升。空气的PO_2高于血液的PO_2，空气中的氧气扩散进入血液中，使得PO_2值上升。

2. 分析中的质量控制

首先要正确地维护保养仪器，验证其精密度和准确度，并选择合适的室内质量控制方案。美国病理学家学会对于临床实验室的血气分析测定项目的室内质量控制方案要求每24h内测定质控物3次，每次要3个水平。

3. 分析后的质量控制

血气分析是临床比较重要的诊断和病情监测手段，要及时审核和发放报告，加强与临床的沟通联系，给临床医生提供必要的咨询和建议。

三、血气自动化分析仪的临床应用

低氧血症是常见并随时可危及患者生命的并发症，许多疾病如呼吸系统疾病、心脏疾病、休克、中毒等各种危重病均可引起低氧血症。单凭临床表现和体征，无法对低氧血症及其程度做出准确判别和评价，动脉血气分析是可靠的确诊低氧血症和判别其程度的项目。

在危重病救治过程中，酸碱平衡紊乱是较常见的临床并发症，及时确诊和纠正酸碱失衡对危重病的救治有重要意义。血气分析能提供人体酸碱平衡情况的指标，已成为急诊、手术室、重症监护室等部门必不可少的设备，为患者进行快速诊断和及时治疗提供帮助。

第四节　化学发光免疫分析仪分析技术

化学发光免疫分析是将具有高灵敏度的化学发光测定技术与高特异度的免疫反应相结合，用于检测各种抗原、半抗原、抗体、激素、酶、脂肪酸、维生素和药物等的分析技术。化学发光反应是在一个反应体系中的A、B两种物质，通过化学反应生成激发态的产物（C*），C*在回到基态的过程中，释放出的能量转变成光子从而产生发光现象。对所发出的光子进行定量测定的仪器为化学发光免疫分析仪。

一、化学发光免疫分析技术的原理

（一）化学发光分析技术

根据化学发光反应在某一时刻的发光强度或反应的发光总量，来确定反应中相应组分含量的分析方法称为化学发光分析。化学发光分析测定的物质可以分为3类：化学发光反应中的反应物；化学发光反应中的催化剂、增敏剂或抑制剂；偶合反应中的反应物、催化剂、增敏剂等。这3类物质还可以通过标记的方式测定其他物质，进一步扩大化学发光分析的应用范围。

（二）化学发光免疫分析技术

化学发光免疫分析含有免疫分析和化学发光分析两个系统。免疫分析系统是以化学发光物质或发光底物为标志物，标记在抗原或抗体上，抗原与抗体反应形成抗原抗体免疫复合物且同时产生发光反应，根据待测物浓度与发光强度的关系，可以计算出被测物的含量。

$$\text{抗原+发光物或发光底物标记抗原+待测抗体} \xrightarrow{\text{启动发光试剂}} h\nu$$

固相抗体+发光物或发光底物标记抗体+待测抗原 $\xrightarrow{\text{启动发光试剂}} h\nu$

式中，h为普朗克常数，ν为频率。

二、化学发光免疫分析仪的检测原理

根据化学发光方式不同，化学发光免疫分析仪可分为化学发光免疫分析仪、化学发光酶免疫分析仪和电化学发光免疫分析仪3种类型。

（一）化学发光免疫分析仪

1. 工作原理

用化学发光剂（吖啶酯或吖啶类衍生物）直接标记抗体（或抗原）与待测标本中相应的抗原（或抗体）、磁颗粒包被的抗体（或抗原）反应。通过磁场把结合状态和游离状态的化学发光剂标志物分离，然后在结合状态的化学发光剂标志物中加入发光促进剂（有H_2O_2的稀碱性溶液）进行发光反应，对其发光强度进行定量或定性检测。该免疫反应分析系统的类型包括夹心法、竞争法和抗体捕获法3种。

2. 检测系统

（1）加样和孵育：将包被了捕捉分子的磁性微粒子和样品加到反应管中，用涡旋混匀器混匀，经过孵育反应，混合物中的样品待测物与包被在磁性微粒子上的捕捉分子反应形成免疫复合物。加入吖啶酯或吖啶类衍生物标记的结合物，再次进行孵育反应，形成磁性微粒子标志物、待测物、吖啶酯或吖啶类衍生物标志物三者结合的免疫复合物。

（2）吸附和洗涤：反应管到达磁铁区域，磁铁将结合了分析物的磁性微粒吸附到反应容器壁，将未结合物洗去，实现磁性分离。

（3）发光和检测：经过洗涤的磁性颗粒中，加入pH纠正液（NaOH）使其呈碱性，然后加入氧化剂（H_2O_2），这时吖啶酯在不需要催化剂的情况下分解并发光。光量子由集光器进行接收，经光电倍增管放大，记录单位时间内所产生的光强度，即可计算出待测抗原含量。

3. 技术评价

在发光反应中，吖啶类衍生物在形成电子激发态中间体之前，结合于吖啶环上的不发光的取代基部分可从吖啶环上脱离开来，即未发光部分与发光部分分离，因而其发光效率基本不受取代基结构的影响。吖啶类衍生物在酸性溶液中（pH<4.8）很稳定，该类化合物及其与蛋白的偶联物在室温下保存4周，其光量子产率不降低，冻干品在－20℃下可保存1年以上。

吖啶类衍生物的化学发光属于典型的闪光型发光，不需要催化剂，在有H_2O_2的稀碱性溶液中即能发光，从而降低了本底发光，提高了信噪比（S/N），干扰少。该类化合物作为化学发光免疫分析的发光标志物，还具有如下3个优点。

（1）光释放快速，加入发光启动试剂后，0.4s左右发射光强度达到最大，半衰期为0.9s左右。

（2）光效率高、发光强度大，与大分子抗原的结合并不会减小所产生的光量子效率，检测的灵敏度可高达10 ~ 15g/mL。

（3）标志物稳定，在2 ~ 8℃下可保存数月。

（二）化学发光酶免疫分析仪

1. 工作原理

化学发光酶免疫分析仪用参与催化某一发光反应的酶来标记抗原或抗体，在抗原抗体反应结束后，加入底物，通过酶催化底物发光反应，发出的光在化学发光酶免疫分析仪上进行测定。常采用的标记酶有辣根过氧化物酶（HRP）和碱性磷酸酶。在辣根过氧化物酶和发光促进剂的催化下，发光底物鲁米诺能生成不稳定的激发态中间体，当其返回到基态时可发射波长为425nm的光。

2. 检测系统

全自动化学发光酶免疫分析仪可以自动完成加试剂、混合、温育、洗涤、加发光试剂、发光测量、数据处理、绘制标准曲线直至完成样品测量的整个过程，还可打印出结果。

3. 分析评价

经过酶和发光两级放大，并加入发光增强剂以提高敏感度和发光稳定性，故该分析方法灵敏度较高。但酶标抗体或酶标抗原存在非特异性吸附，产生较高本底，实验评价时应予以注意。如洗涤不够彻底，血清中其他来源的过氧化物酶类物质易产生非特异性酶发光反应，从而影响测定结果。若标本中含有影响标记酶活性的物质，也会影响结果测定。

（三）电化学发光免疫分析仪

1. 工作原理电化学发光反应主要在电极表面进行。

（1）三联吡啶钌：其中反应a：二价的三联吡啶钌$[Ru(byp)_3]^{2+}$在电极的阳极发生氧化反应，失去一个电子成为三价的三联吡啶钌$[Ru(byp)_3]^{3+}$；反应b：$[Ru(byp)_3]^{2+}$在电极的阴极发生还原反应获得一个电子成为一价的三联吡啶钌$[Ru(byp)_3]^{+}$；反应c：$[Ru(byp)_3]^{3+}$和$[Ru(byp)_3]^{+}$反应形成$[Ru(byp)_3]^{2+}$并被电激发成为激发态的$[Ru(byp)_3]^{2+}$；反应d：当激发态的$[Ru(byp)_3]^{2+}$返回到基态时发出617nm的光。

（2）三联吡啶钌联合三丙胺：三丙胺(TPA)用来激发光反应。在化学发光过程中，具有强氧化性的$[Ru(byp)_3]^{3+}$和具有强还原性的TPA发生氧化还原反应，使$[Ru(byp)_3]^{3+}$被还原成激发态的$[Ru(byp)_3]^{2+}$。

上述电化学发光反应在电极表面周而复始地进行，产生许多光子，用光电倍增管检测光强度，根据标准曲线算出待测抗原的含量。

2. 检测系统

电化学发光免疫分析仪由样品装卸区、样品通道、试剂盘、反应盘、吸头和反应杯装卸机构、样品和试剂分配机构、流动池和电化学发光检测单元等主要部件组成。

3. 技术评价

电化学发光免疫分析仪是电化学发光和免疫测定相组合的全自动电化学发光免疫系统。其优点有以下几项。

（1）应用广泛：三联吡啶钌NHS酯可与蛋白质、半抗原激素、核酸等各种化合物结合。如检测分子量小的蛋白质抗原时可采用竞争法，检测分子量大的蛋白质抗原时可采用夹心法，检测抗体时可用间接法，运用钌标记的核酸探针也可检测核酸。

（2）灵敏度高，线性范围宽：磁性微球包被采用了“链霉亲和素－生物素”新型固相包被技术，使检测的灵敏度<1pmol，线性范围>10^4，反应时间<20min。如人绒毛膜促性腺激素（hCG）的可测范围为$1 \sim 10 \times 10^4$U/mL，癌胚抗原（CEA）的可测范围为0.07～1 000ng/mL。

（3）钌化合物稳定性好，室温下半衰期可达1年以上。被标记的蛋白质活性在2～5℃可保存1年以上。电化学发光免疫分析试剂稳定，在35℃可放置3周。

三、化学发光免疫分析仪的临床应用

化学发光免疫分析仪具有高度的准确性和特异性，成为检验方法中最为重要的技术之一。化学发光免疫分析仪已被广泛用于机体免疫功能、传染性疾病、内分泌功能、肿瘤标志物、性激素、甲状腺功能等方面指标的测定中。

第五节 层析自动化分析仪分析技术

层析自动化分析技术是利用样品中各成分的物理化学性质的差异，使其不同程度地分布在固定相和流动相中，并随流动相前进的速率不同而把它们分离开，从而进行定性与定量分析并实现全过程自动化的分析技术。

一、层析自动化分析技术的原理

（一）层析自动化分析系统

所有层析自动化分析系统都由固定相和流动相组成。当待分离的混合物随溶媒（流动相）通过固定相时，各组分由于理化性质的差异，与两相发生吸附、溶解、结合作用的能力不同，在两相中的分配量也不同。随着溶媒向前移动，各组分不断地在两相中进行再分配。与固定相亲和力弱的组分，随流动相移动时受到的阻力小，向前移动的速度快。反之与固定相亲和力强的组分，向前移动速度就慢。分步收集流出液，可得到样品中所含的各单一组分。

（二）层析自动化分析技术的分类

按固定相所处的外形不同分类。固定相装于柱内的自动化分析技术称为柱层析法；于滤纸上的自动化分析技术称为纸层析法；固定相涂于平板上的自动化分析技术称为薄层层析法。

按分离原理的不同分类，见表1－1。

表1－1　分离原理不同的层析自动化分析技术分类

名称	分离原理
吸附层析法	各组分在吸附剂表面吸附固定相，吸附能力不同
分配层析法	各组分在流动相和固定相中的分配系数不同
离子交换层析法	固定相是离子交换剂，各组分与离子交换剂亲和力不同
凝胶层析法	固定相是多孔凝胶，各组分的分子大小不同，因而在凝胶上受阻滞的程度不同
亲和层析法	固定相只能与一种待分离组分专一结合，以此和无亲和力的其他组分分离
聚焦层析法	固定相偶联具有两性解离功能的有机分子为配基，与流动相中某些具有两性粒子发生等电聚焦反应而进行分离

二、层析自动化分析仪的基本结构

（一）气相层析分析仪

气相层析分析仪一般由载体系统和流量控制、注射器、层析柱、温度控制单元、检测器、计算机组成。用于气相层析的检测器有火焰离子化检测器（FID）、热离子检测器（NPD）、光离子化检测器（PID）、热导检测器（TCD）和电子捕获检测器（ECD）。

（二）高效液相层析分析仪

1.高效液相层析分析仪结构组成

高效液相层析（HPLC）系统一般由输液泵、进样器、色谱柱、检测器、数据记录及处理装置等组成。其中输液泵、色谱柱、检测器是关键部件。有的仪器还有梯度洗脱装置、在线脱气机、自动进样器、预柱或保护柱、柱温控制器。

2.高效液相层析分析仪评价

（1）高效液相层析分析仪的特点：①速度较快，通常分析一个样品需要15～30min，有些样品甚至在5min内即可完成；②分辨率高，可选择固定相和流动相以达到最佳分离效果；③灵敏度高，紫外检测器可达0.01ng/mL，荧光和电化学检测器可达0.1pg/mL；④柱子可反复使用，用一根色谱柱可分离不同的化合物；⑤样品用量少、易回收，样品经过色谱柱后不被破坏，可以收集单一组分。

（2）高效液相层析分析仪的局限性：①流动相易挥发、有毒，会造成环境污染；②缺少通用型检测器；③不能替代气相层析完成低沸点的物质的分析；④不能替代中压，低压液相层析（LPLC）分析仪去分离、制备有生物活性的生化样品。

三、层析自动化分析仪的临床应用

（一）用于生物分子的分离与测定

1. 氨基酸及其序列分析

氨基酸分析主要是制成荧光衍生物或酰氯的衍生物，然后测定其序列。近来，用高效液相层析的柱后衍生物法来测定其序列，操作简便、速度快。

2. 糖的分析

把糖与硼酸缓冲液混合，生成糖–硼酸络合离子，再用高效液相层析分析仪进行分离。

3. 维生素的测定

维生素B_1、维生素B_2、维生素B_6等水溶性维生素的经典的测定方法是荧光分析法，但该方法操作复杂，所用试剂繁多，分析时间过长。用高效液相层析分析仪进行定量测定，可大大缩短分析时间。

4. 核酸的分析

近年来有关核酸分析的研究很多，主要是分离RNA、DNA及碎片。使用硅烷化的硅藻土或长碳链季铵盐涂匀制成系列填充柱，能分离tRNA、rRNA及DNA碎片。

5. 蛋白质和酶的分析

简便快捷，而且选择性好，分离效率高，灵敏度高，在临床上广泛用于糖化血红蛋白的测定。

（二）用于药物的检测和分析

在医学检验中，高效液相层析分析仪可应用于体液代谢物、药代动力学、临床药物等方面的检测，如合成药物——抗生素、抗抑郁药物（氯丙嗪、氯丙咪嗪、地西泮、氯氮平、苯巴比妥等）、磺胺类药物等；天然药物生物碱（吲哚碱、颠茄碱、鸦片碱、强心苷）等。

第六节　即时检验分析仪分析技术

即时检验分析技术是医学检验的一种新模式，其快速发展得益于当今高新技术的发展和综合应用，顺应当前高效、快节奏的工作方式，能使患者尽早得到诊断和治疗。

一、即时检验分析技术的原理

（一）干化学技术

干化学技术是将多种反应试剂干燥、固定在纸片上，将液体检测样品直接加到不同项目的干燥试剂条上，以被测样品的水分作为反应介质，引起特定的化学反应，从而产生颜色反应，用肉眼观察（定性）或仪器检测（半定量）的化学技术。

干化学技术具有如下3个特点。

（1）检验速度快，一般在3～4min即可得出检验结果。

（2）标本无须预处理，操作简便。

（3）无须储备任何其他试剂或配制任何溶液。

（二）免疫层析技术

1. 胶体金免疫标记技术

胶体金免疫标记技术又称免疫金标记技术，是即时检验中应用较广泛的方法。用胶体金标记单克隆抗体，可用于快速检测蛋白质类和多肽类抗原。其配合小型检测仪可做半定量和定量分析。

2. 免疫荧光技术

免疫荧光技术是用荧光物质标记抗体而进行抗原含量检测的技

术。许多新一代即时检验分析仪使用了免疫荧光技术，检测系统由一个荧光读数仪和检测板组成。检测板使用的是层析法，分析物在移动的过程中形成免疫复合物。通过检测板条上激光激发的荧光，可同时定量检测以pg/mL为单位的检测板条上单个标志物或多个标志物。

（三）选择性电极多层膜技术

选择性电极多层膜技术的干片包括两个完全相同的“离子选择性电极”，两者均由离子载体（敏感）膜、内部参比层、银/氯化银层、支持层组成，由纸桥（盐桥）相连。测定时，待检标本和参比液同时分别滴加到表层相邻的加样槽内，几分钟后再通过高灵敏度的电压计检测两电极的电位差。电位差与电解液离子活度（浓度）的对数值线性相关，采用插入法与校准曲线对比即可获得待测物质的浓度

二、即时检验分析仪的基本结构和使用

（一）组成部分

1. 样本的移动

样本接收及将样本传递到试纸条的实际检测部分、试剂盘、试剂盒或流体单元是使用者与设备的关键互动。

2. 反应单元

反应单元是反应发生并检测的部位，类型从简单的多孔板到一个单元或腔室的表面。

（1）传感器：包括化学传感器和生物传感器。

（2）数据管理和存储：包括校准曲线数据、质量控制和患者结果的数据管理。

（二）质量管理

1. 制度

要建立即时检验质量管理制度和即时检验操作人员培训制度。

2. 标准操作程序文件

每一即时检验项目均应结合实际，建立健全相应的标准操作程序文件。该文件包括：

（1）患者准备。

（2）标本留取。

（3）检验方法原理。

（4）仪器品牌，试剂（纸）保存。

（5）检测操作步骤。

（6）结果的分析和报告。

（7）室内质量控制。

（8）比对。

（9）仪器校准和维护。

（10）干扰因素及注意事项。

（11）经验证的项目性能要求。

（12）结果超出可报告范围的处理程序等。

标准操作程序文件必须经即时检验管理委员会指定的检验专家审核，报委员会主任签字后，方可实施。

3. 日常质量控制

操作人员必须按照下述要求认真做好日常质量控制、填写相关质量控制记录，供即时检验管理委员会检查和备案。

（1）预防性质量控制：医疗机构须要求仪器厂商定期对本机构的即时检验分析仪进行巡回质量检查和检测，要求每月1次，并做好记录；做好仪器的校准和使用前后的保养，有内部模拟质控装置的，每次开机后应先确认模拟质控通过后再进行患者标本检测；正确存放和使用试剂。

（2）室内质量控制：使用无内部质控装置的检验系统，质控品检测每两天不少于1次；使用有内部质控装置的检验系统，质控品检测每周不少于1次。

4. 比对

每个即时检验项目均应使用新鲜患者样本就近与规范化管理的临床实验室的同类项目（该项目必须是室间质评或室间比对合格）进行比对，比对至少每半年进行1次，具体比对方法由各区临床检验中心推荐。相同项目要进行全院统一比对。

5. 室间质量评价

国家卫生健康委员会和各省卫生健康委员会有要求时，应按照要求进行。

6. 资料档案

每个即时检验项目均应有项目验证记录，样品检测原始记录、室内质量控制记录（包括原始数据和质控判断）、比对记录、室间质量评价记录、仪器使用维护校准记录、与质量有关的投诉和处理意见记录，所有记录和资料至少保存2年。

7. 质量问题

即时检验出现质量问题应暂停使用，及时寻求负责的检验专家帮助寻找原因并进行纠正，视情况向主管领导做书面汇报。

三、即时检验分析仪的临床应用

（一）糖尿病的监测

即时检验分析仪通过对血糖、糖化血红蛋白（HbA1c）和尿微量清蛋白的检测，在糖尿病（DM）诊断、治疗和早期并发症的监测上发挥作用。

（二）心血管病的诊断

1.B 型钠尿肽

B型钠尿肽主要在心室特别是在左心室中合成，可协助诊断充血性的心力衰竭，是早期诊断发现心力衰竭的良好指标。

2. 心肌肌钙蛋白 I

心机肌钙蛋白I（cTnI）具有高度的心肌特异性，是诊断急性心肌梗死的首选标志物。

3. 肌红蛋白

肌红蛋白分子量小，心肌梗死发作1～2h后血清中肌红蛋白即开始增高，3～8h达高峰，是心肌梗死最早期的敏感指标。

4. 肌酸激酶同工酶

肌酸激酶同工酶（CK-MB）为心肌损伤的特异性标志物。若由于某些原因不能检测cTnI时，也可进行CK-MB检测。

02

酶学检验技术

酶是由生物细胞产生的，是对特异底物起高效催化作用的蛋白质，是机体内催化代谢反应的生物催化剂。其他生物催化剂还包括核酶、脱氧核酶、人工酶和抗体酶。

在组织缺氧、炎症、增生、坏死等各种病理情况下，任何影响细胞内酶的合成、分泌、释放、降解、排泄等过程的因素均可导致体液酶含量的改变。酶或同工酶在不同器官、组织、细胞内的分布和定位存在明显差异，且在细胞内外有明显浓度梯度差。因此，体液酶和同工酶含量的改变对诊断患者不同的病理状态具有较高的敏感度和特异度。酶含量的测定方法包括利用免疫化学法测定体液中酶蛋白质量浓度和利用酶促反应测定酶催化活性浓度两类。

根据酶的高效催化性、高度特异度、反应条件温和等特点发展起来的酶法分析技术已经广泛应用于临床生化实验室。

第一节　酶蛋白质量浓度的测定

酶蛋白质量浓度是利用酶蛋白的抗原性，制备特异度抗体后用免疫化学法直接测定酶蛋白的浓度，以ng/mL、μg/L表示。

一、酶蛋白质量浓度的测定方法

用于酶蛋白浓度测定的免疫化学法有免疫抑制法、免疫沉淀法、放射免疫分析（RIA）法、化学发光免疫分析法、酶免疫分析（EIA）法、荧光酶免疫分析法等。

获得高纯度的酶抗原是此类方法的关键。传统酶提取技术多取材于动物组织和细菌。因天然酶的含量较低，提取纯化过程步骤烦琐。为了防止酶的变性失活，提取纯化过程常使用低温、减少泡沫形成、防止聚合、添加金属螯合剂、添加蛋白酶抑制剂和巯基保护剂等手段，采用分段盐析等电点沉淀、有机溶剂分级沉淀、选择性热变性等纯化技术。现代酶提取时，选材可采用基因重组技术生产的克隆酶及对酶基因进行修饰产生的突变酶，因酶含量相对较高且稳定、杂蛋白含量相对较少，纯化手段更易标准化，纯化酶的种类和产量逐渐满足临床的需要。

获得抗原后即可制备单克隆抗体，再用不同的标志物对抗体进行标记，从而实现酶蛋白的定量分析。同时，本实验应注意同工酶抗原的交叉反应及校准品的选择和定值。

二、酶蛋白质量浓度的测定方法评价

免疫化学法测定酶蛋白质量浓度与测定酶催化活性相比具有很多

优点。

（1）酶活性测定只是相对定量技术，酶催化活性因测定方法不同、反应条件不同而结果不同；而免疫化学法测定酶蛋白量是质量定量方法。

（2）灵敏度高，检测限达到ng/L～μg/L的水平。

（3）特异度高，比酶活性测定的影响因素少，几乎不受体液中激活剂、抑制剂的影响，不受药物的干扰。

（4）可测定无活性的酶，如酶原或脱辅基的酶蛋白或失活的酶蛋白。

（5）适用于同工酶的测定。

（6）联合酶活性测定，计算比活性，可能提供新的临床信息。

酶在组织中含量低、稳定性差、纯化困难，制备高效价的酶抗体有一定困难，建立免疫化学法的周期长、成本较高。

第二节　酶活性浓度的测定

酶活性浓度的测定主要是利用酶的催化活性，是以能加快化学反应速度的特性来进行的。根据酶促反应进程曲线优化酶活性浓度测定条件，通过检测酶促反应的速度即可确定酶活性浓度。

一、酶活性浓度的表示方法

（一）酶活性单位

酶活性浓度用活性单位表示，常用的酶活性单位有惯用单位、国际单位和Katal单位。

1. 惯用单位

20世纪80年代以前，常用方法建立者用自定的单位定义来表示该酶的活性单位，如测定淀粉酶的Somogyi单位、转氨酶的Karmen单位等。酶不同，单位定义就不同；同一种酶也因测定方法不同而有不同的单位定义。

2. 国际单位

1963年，国际酶学委员会推荐采用国际单位来统一表示酶活性的大小，即在25℃及其他最适条件下，每分钟催化1μmol底物并将其转化成产物所需要的酶量为一个国际单位。1976年，酶活性单位的定义改为：在特定的条件下，1min内转变1μmol底物的酶量为一个国际单位，以IU表示，即1IU=1μmol/min。由于未指定反应温度，目前省略国际二字，即常将IU简写为U。

3.Katal 单位

1979年，国际生化协会为了使酶活性单位与国际单位制（SI）的反应速率相一致，推荐用Katal单位（也称催量，简写为Kat）。即在规定条件下，每秒钟催化1mol底物转化所需的酶量，1Katal=1mol/s。我国法定计量单位制中的酶催化活性单位为Katal，其对血清中酶量而言显然过大，故常用单位为μKatal或nKatal。1Katal=60×10^{6}U，1U=1μmol/min=16.67nmol/s=16.67nKatal。

（二）酶活性浓度单位

临床上测定的不是酶的绝对量而是浓度。酶活性浓度以单位体积所含的酶活性单位数表示。常用U/L或Katal/L来表示体液中酶活性浓度。

二、酶促反应进程

酶促反应体系中，底物浓度[S]和产物浓度[P]随着反应的进行不断发生变化。以酶反应过程中测得的[P]或[S]变化量与相对应时间为横、纵坐标作图，可得酶促反应时间进程曲线。

典型的酶促反应过程一般包括3个时期，即延滞期、线性期和非线性性期。

（一）延滞期

延滞期是反应开始的一段时间，此时[S]开始下降，随之有相应[P]逐渐增加。但受多种因素的影响，该期酶促反应速度比较慢。不同反应的延滞期长短不等，可以从几秒到几分钟。

单一酶促反应的延滞期是从反应开始至达到最大反应速度所需要的时间，其间发生的变化包括酶活性中心的形成与催化位点的暴露、酶与辅酶因子的结合、底物与酶的结合等。酶偶联反应的延滞期较长，除了以上过程之外，还包括中间产物和指示反应速度增加、指示反应速度与待测酶的酶促反应速度达到平衡所需的时间。因此，辅助酶越多，延滞期就越长，通常为1～3min。

（二）线性期

线性期是延滞期后酶促反应速度达到最大并保持相对恒定的一段时期，时间进程曲线呈直线或接近直线状态。

因线性期底物量足够，酶促反应速率不受底物浓度的影响，[P]和[S]变化与时间（t）成直线关系。因此，测定此时的酶促反应速度就能较好地反映酶活性的大小。一般认为，当底物消耗量小于5%，不足以明显改变反应速度时，就可认为酶促反应以初速度即最大速度进行。在特定条件下，标本中酶浓度越高，其线性期就越短。

（三）非线性期

非线性期又称底物耗尽期，是指线性期后反应速度明显下降、酶促反应进程曲线偏离直线的一段时期。随着反应的进行，底物浓度不断下降，产物浓度不断上升，使反应体系中逆反应增加；反应产物的抑制作用、酶的热失活、酶的聚合或解离等也会增加，这些原因会使酶促反应变慢。这段时期酶促反应速度受底物浓度的影响较大，[P]和[S]变化与时间（t）之间不成直线关系。

可见，只有酶促反应进程曲线中线性期的反应速度才能准确计算出反应体系中的酶活性浓度。因此，在临床工作中应该尽量保证在线性期进行检测，延滞期或非线性反应期检测将会造成较大的误差。

三、酶活性测定方法

酶活性测定方法可分为定时法和速率法两大类。

（一）定时法

定时法是将酶与底物在特定条件（缓冲液、温度等）下孵育，酶促反应开始进行，经过一定时间（t）后，用终止液终止反应，此时酶促反应已经停止，底物和产物不再变化，通过化学或生化反应测出底物或产物的总变化量，根据单位定义计算酶活性浓度，多以惯用单位表示。

早期的酶活性测定方法都采用定时法（表2—1）。定时法需要加入终止液，终止反应后再加入“显色剂”检测产物（或底物），显色剂与酶促反应无关。定时法的主要缺点为不能确保选定的测定时段全部处于线性期。因此，测定误差难以估计。

表 2–1　定时法测定酶活性的原理

测定酶	测定物 / 底物	反应原理
AST/ALT，LDH	α - 酮酸	α - 酮酸与 2，4- 二硝基苯肼在酸性环境生成 2，4- 二硝基苯腙化合物，后者在碱性环境中呈棕红色
碱性磷酸酶 / 酸性磷酸酶、5’ - 核苷酸酶	无机磷	无机磷与钼酸铵在酸性环境下生成钼蓝
碱性磷酸酶 / 酸性磷酸酶	苯酚	酚与 4- 氨基比林、铁氰化钾生成酚衍生物
肌酸激酶、γ - 谷氨酰转移酶	萘胺	萘胺与重氮试剂反应生成偶氮化合物
腺苷脱氨酶	氨	波氏反应（为早期氨测定方法，现已不用）
淀粉酶	淀粉	碘遇直链淀粉生成蓝色化合物
LDH、苹果酸脱氢酶、葡糖 -6- 磷酸脱氢酶、谷氨酸脱氢酶	NADH	还原四氮唑盐生成不溶性染料

注：AST/ALT 为谷草转氨酶 / 谷丙转氨酶；LDH 为乳酸脱氢酶。

（二）速率法

速率法（又称连续监测法）是指连续监测酶促反应进程中某一反应产物浓度或底物浓度随时间变化的多点数据，找出反应的线性期，求出最大酶促反应速度，从而计算酶活性浓度。具体方法是将待测酶与合适底物在特定条件下孵育，在酶促反应的线性期每隔一定时间连续多次检测酶促反应过程中某一底物或产物的特征信号的变化，从而计算出每分钟的信号变化速率，再求出酶活性浓度。

1. 速率法的特点

速率法不需要终止酶促反应，不需要添加其他显色试剂，直接检测待测酶反应或偶联的指示酶反应的产物或底物变化，容易观察反应的整个过程。速率法具有结果准确可靠、标本和试剂用量少、可在短时间内完成测定等优点。随着自动生化分析仪的普及，速率法已取代定时法，成为酶活性测定最常用的方法。

2. 速率法酶活性的计算

假设某一样品的酶活性为X（U/L），取样品量Vs（mL）与底物缓冲液Vr（mL）孵育，延滞期为t_0（min），测定间隔时间为t_1（min），读数次数为n，检测产物的摩尔消光系数为ε，比色皿光径为b（cm）。检测到线性期内的每分钟吸光度变化即ΔA/min，酶活性计算公式如下：

$$X=\frac{\Delta A/min\times 10^6}{\varepsilon b}\times\frac{V_t}{V_S}$$

设$K=\frac{10^6}{\varepsilon b}\times\frac{V_t}{V_s}$，则$X=\Delta A/min\times K$

3. 速率法检测原理分类

（1）脱氢酶指示系统：NAD（P）H在340nm处有特异吸收峰，而$NAD(P)^+$只在260nm处有明显的吸收峰，340nm吸光度变化速率反映了NAD(P)H的生成或消耗速度。直接测定氧化还原酶有LDH、6-磷酸葡萄糖脱氢酶（G6PD）、α-羟丁酸脱氢酶（α-HBDH）、醇脱氢酶（ADH）、山梨醇脱氢酶（SDH）、谷氨酸脱氢酶等，利用酶偶联反应间接酶活性的酶有ALT、AST、肌酸激酶、腺苷脱氨酶等。

（2）过氧化物酶指示系统：过氧化氢（H_2O_2）与4-氨基安替比林（4-AAP）和酚反应，生成红色的醌亚胺，醌亚胺的最大吸收峰在500～520nm。这一反应最初由Trinder在1969年提出，故称为Trinder’s反应。

因苯酚自身在空气中容易被氧化且灵敏度较低，后来用酚或苯胺的衍生物进行替代（表2—2），提高了方法的灵敏度与呈色的稳定性，可用于连续监测脂肪酶（LPS）、腺苷脱氨酶、5’-核苷酸酶等。

表 2-2　常用的 Trinder’s反应色原

化学名	英文缩写
酚	P
2，4- 二氯酚	2，4-DCP
2- 羟 -3，5- 二氯苯磺酸	DHBS
N- 乙基 -N-（3- 甲苯）-N- 乙酰乙二胺	EMAE
N- 乙基 -N-（2- 羟基 -3- 丙磺酰）-3- 甲基苯胺	TOOS
3，3’，5，5’- 四甲基联苯胺	TMB
N- 乙基 -N-（3- 丙磺酰）-3，5- 二甲氧基苯胺	ESPDMA

（3）人工合成色素原底物：一些水解酶类或转移酶类，经过酶促反应将化合物中的某一基团水解或移去，使无颜色的底物转变为有颜色的产物。这类底物称为色素原底物，因其需要人工合成，故称为人工合成色素原底物，利用这类底物测定的酶见表2—3。

表 2-3　人工合成色素原底物与待测酶

人工合成色素原底物	待测酶	产物的毫摩尔吸光系数
4- 硝基苯磷酸二钠盐（PNPP-Na_2）	碱性磷酸酶	4- 硝基酚 PNP（405nm）18.5
3- 羧基 -γ-L- 谷氨酰对硝基苯胺	γ- 谷氨酰转移酶	5- 氨基 -2- 硝基苯甲酸（405nm）9.87，pH 为 8.10
2- 氯 - 硝基苯 -α- 半乳糖 - 麦芽糖苷	淀粉酶	2- 氨 - 对硝基酚（405nm，pH 为 6.0）6.1
2- 氯 - 硝基苯 -α- 岩藻糖苷	α-L- 岩藻糖苷酶	2- 氨 - 对硝基酚（405nm，pH 为 6.5）6.2
苷氨酰脯氨酰 - 对硝基苯胺 - 对甲苯磺酸	苷氨酰脯氨酸二肽氨基肽酶	对硝基苯胺 4-NA（405nm）9.88

（4）人工合成非色素原底物：这类底物虽然也是人工合成，但经酶促反应后不能直接产生色素，需在加入另一种化学试剂与产物反应而显色。若该试剂不影响酶促反应可在反应一开始加入，通过与酶促反应的某一产物反应生成有特征性的化合物来实现连续监测。如胆碱酯酶催化人工合成的酰基硫代胆碱类底物后，生成的硫代胆碱与试剂中5’-硫代-2-硝基苯甲酸（DTNB）反应，生成黄色阴离子5-巯基-2-

硝基苯甲酸（5-TNBA）。DTNB对酶促反应无明显影响，反应一开始就加入试剂中。酰基硫代胆碱虽然也是人工合成底物，但不是色素原底物，其产物本身无色，需与DTNB反应后呈色。

酸性磷酸酶（ACP）测定中，以人工合成α-萘酚磷酸盐作为底物，经酸性磷酸酶水解后释放萘酚，与试剂中的固红TR发生偶氮反应，生成黄色化合物。

脂肪酶测定时，碱性环境中人工合成底物1，2-二月桂基-rac-丙三氧基-3-戊二酸试灵酯在脂肪酶和辅脂肪酶Colipase作用下水解生成1，2-0-二月桂基甘油和戊二酸-6’-甲基试卤灵。后者不稳定，可自发分解生成戊二酸和甲基试卤灵。甲基试卤灵是蓝紫色的显色基团，在577nm有最大吸收峰，连续监测其吸光度变化可定量测定脂肪酶活性。

4. 酶活性测定的影响因素

酶的催化活性测定是基于测定酶促反应速度，任何影响酶促反应速度的因素都应严格控制，并力求各实验室的反应条件一致，才能保证各实验室结果的互认。方法设计和选择原则如下：以速率法代替定时法；优先选择正向反应；测定产物优于测定底物；底物浓度等条件按最适反应条件原则选择。

所谓最适条件是指能满足酶发挥最大催化效率所需的条件。影响酶活性的因素包括：①底物种类和浓度；②缓冲液种类、最适pH和离子强度；③反应温度；④辅助因子和激活剂；⑤抑制剂；⑥酶偶联法中的辅助酶和指示酶；⑦酶促启动模式；⑧延滞期与线性期的确定；⑨样品量与反应液总量的比例；⑩校准类型。

（1）底物种类和浓度。①底物种类的选择：不同酶对底物的专一性有很大的区别。ALT检测中，由于ALT对底物有立体结构选择性，只能催化L-丙氨酸；若选择DL-丙氨酸，要达到同样的反应速度，则需2倍于L-丙氨酸的用量。碱性磷酸酶是一组非特异的磷酸酯酶，可选择的底物种类很多，如β-甘油磷酸钠、磷酸苯二钠、萘酚磷酸盐，目前使用最多的是人工合成底物对硝基酚磷酸盐。底物选择的原则：A.选择K_m最小的底物，最好是酶的天然底物，要使酶达到同样反应速度的底物用量最低；B.要有足够的溶解度，如γ-谷氨酰转移酶测定，过去用γ-L-谷氨酰对硝基苯胺作为底物，由于它溶解度差而被3-羧基-γ-L-谷氨酰对硝基苯胺所取代；C.酶对底物特异度高；D.底物稳定性好。②底物浓度的确定：最大反应速度指酶的结合位点与底物结合饱和时的反应速度，通常用V或V_{max}来表示。底物足够时，酶促反应速度才能最大，此时酶的所有结合位点被底物所饱和。实际工作中，受溶解度和价格等因素影响，一般确定[S]为K_m的10～20倍，此时酶促反应速度达到最大反应速度的90%～95%，酶活性的测定误差较小。

（2）缓冲液种类、最适pH和离子强度。①缓冲液种类：酶与底物的结合、酶催化基团作用的发挥等需要酶、底物、辅助因子的有效解离。因此，都离不开缓冲液。依据缓冲液对酶活性的影响，缓冲液可分为活性、惰性和抑制三大类，应用时尽量使用活性缓冲液，而且其pKa与测定PH比较接近。②最适pH：指在一系列不同pH的最终反应体系中，酶促反应速度达到最大时的pH。最适pH并非是酶的特征性常数，易受多种因素影响而改变，如缓冲液种类、底物浓度、反应温度、样品与反应试剂的比例、各种防腐剂和其他添加剂等。③离子强度：缓冲液的离子强度也影响着酶的活性，一般选择与生理环境的体液比较接近的离子强度。离子强度过高，电解质会干扰酶和底物结合，酶活性将逐步下降，但离子强度过低也会抑制酶活性。

理想的缓冲液应具备以下条件：A.有足够的缓冲容量；B.纯度高，不含有抑制酶活性的杂质；C.温度依赖性小；D.最好对酶活性表达有促进作用；E.对酶有稳定作用。

（3）反应温度：温度越高，酶与底物结合的机会越多，反应速度越快。但是，温度越高，酶的变性失活也会增加，不同酶的最适温度不同。

（4）辅助因子和激活剂。①辅助因子：根据酶催化反应最适条件的要求，原则上在酶测定体系中应加入一定量的辅助因子，辅助因子包括辅酶和辅基。②激活剂：激活剂多数是金属离子，如Mg^{2+}、Zn^{2+}、Mn^{2+}、Ca^{2+}等。重金属离子大多是酶的变性剂，金属离子之间往往相互拮抗或相互抑制。在酶测定体系中经常加入乙二胺四乙酸（EDTA），目的是螯合一部分非必要的离子。

（5）抑制剂：酶活性测定过程中最常见的抑制剂有产物的抑制剂、底物的抑制剂、分析器材或试剂中的重金属及体液中的药物等，其造成的抑制应尽量去除。采取的措施包括选用高纯度的原料、高纯净水、器材干净，在反应液中加入金属螯合剂甚至可以引入一个副作用来去除产物的抑制作用等。

（6）酶偶联法中的辅助酶和指示酶：酶偶联反应的反应模式如下公式所示。

$$A \xrightarrow{E_x} B \xrightarrow{E_a} C \xrightarrow{E_i} D$$

式中，E_x是待测酶，E_a是辅助酶，E_i是指示酶。辅助酶可以一个或多个，也可以不用辅助酶。待测酶反应遵循0级反应，而指示酶和辅助酶反应应遵循1级反应。①指示酶与辅助酶的选择：A.特异度，尤其是指示酶，如果指示酶存在副作用，则使测定酶的结果假性偏高。B.辅助酶的数量，减少辅助酶可以缩短延滞期。C.应尽量选择小的指示酶和辅助酶，以缩短延滞期。D.指示酶和辅助酶的最适条件（尤其是最适pH）尽量与测定酶的“最适条件”接近。整个体系的测定条件必须以测定酶为准。E.需考虑价格、来源、纯度及酶的稳定性。来源不同的酶，有明显差别甚至辅酶也不同，耐热性也有很大的区别，酶试剂的质量很大程度上取决于酶的来源。②指示酶与辅助酶用量：需经过方法学优化后确定。辅助酶或指示酶用量不足导致延滞期延长，待测酶的可测范围变窄，严重时不出现线性期。辅助酶或指示酶用量过大，成本增加，杂酶的干扰程度增加。

（7）酶促反应启动模式。①底物启动模式：样品先与部分试剂（缺乏某个底物）预孵育一定时间，消除某些内源性、外源性干扰物以及杂酶的副作用，然后加入底物，启动待测酶的酶促反应；②样品启动模式：反应所需的试剂先混合在一起，然后加入样品，依靠样品中的待测酶来启动酶促反应，在延滞期去除部分干扰物。

（8）延滞期与线性期的确定。①延滞期：观察几例浓度不等、病理情况不同标本的酶反应进程曲线，以延滞期最长者作为确定值；②线性期：线性期的确定离不开酶浓度的可测上限，因为酶浓度越高，在同样时间内消耗底物越多，生成产物越多，底物的不足和产物的抑制将导致非线性期的提前。

（9）样品量与反应液总量的比例：与方法检测的灵敏度和检测上限有关，与测定误差也有关。由酶活性计算公式可看出，改变样品与反应液总量的比例就可以改变值。仪器噪声按0.001计算，K值不宜过大，否则会造成检测误差加大。

值得注意的是，酶活性的发挥与介质有关，经常发现改变样品量与反应液总量的比例，测定结果并不会成正比例改变，这可能与激活剂、抑制剂、酶的解聚和聚合、酶的稳定性等因素有关。因此，样品量与反应液总量的比例一旦选定，就不能随意更改。

（10）校准类型。酶活性测定的计算是K值乘以ΔA/min：①理论

*K*值：由通过查阅文献将待测物的摩尔消光系数代入*K*值计算公式得出。②校准*K*值：指临床实验室通过酶校准品和酶参考品定标得到的*K*值。目前，国际上已经有ALT、AST、肌酸激酶、LDH、γ-谷氨酰转移酶、碱性磷酸酶、淀粉酶等7个IFCC推荐的参考方法和认可的有证参考物酶参考品。有证参考物酶参考品仅适用于参考实验室使用的TFCC的参考方法，临床实验室基本已采用IFCC推荐法试剂盒，试剂盒生产厂家应提供经溯源到参考系统的校准品。③实测*K*值：对硝基酚、4-氯酚、对硝基苯胺等酶促反应产物有基准物质，将其配制成一定浓度，在酶测定条件下测定吸光度，计算出摩尔吸光系数和尺值，此*K*值称为实测*K*值。产物NAD（P）H的摩尔吸光系数可以用己糖激酶（HK）法测定葡萄糖标准来间接计算。

为提高实验室检测结果的可比性，试剂供应商应尽量选择IFCC或中华医学会的推荐方法，按“最适条件”生产试剂盒，并提供可溯源的酶校准品。酶校准品的定值必须由参考实验室将参考物质经逐级不间断传递而得出；没有参考方法或参考物质的酶类项目，最好用产物标准品的实测*K*值来校准；若按理论*K*值计算，则应对仪器经常进行校准。

第三节　同工酶检测技术

同一种属中由不同基因或等位基因所编码的多肽链单体、纯聚体或杂化体，具有相同的催化作用，但其分子构成、空间构象、理化性质、生物学性质及器官分布或细胞内定位不同的一组酶称为同工酶。同工酶的不同形式可以是由肽链的不同聚合方式、乙酰化、脱酰胺、磷酸化、巯基氧化、糖侧链修饰、与其他蛋白形成复合物等形成。某些同工酶从组织进入体液后在蛋白酶作用下降解成不同的亚型，如CK-MB可分为CK-MB1和CK-MB2两个亚型。

同工酶的测定方法可分为直接法和间接法两类。直接法是指利用同工酶之间酶催化动力学性质或免疫原性的不同，同工酶各组分不需要预先分离，直接测定某一种同工酶的方法。直接测定多利用抑制、热变法、免疫化学法等原理。间接法是依据同工酶之间理化性质（带电性、分子大小、糖链等）的不同先用电泳、凝胶层析和亲和层析等将各种同工酶组分分开，再利用酶催化性质测定同工酶的活性。

一、电泳法

各种同工酶的一级结构或空间构象不同。因此，可因在一定电场中电泳迁移率的不同而得到分离，分离后利用酶催化性质选择合适的显色系统使区带呈色。同工酶的显色与一般蛋白质不同，需依赖其催化活性。因此，不能经过固定步骤，呈色产物需为非水溶性。

（一）重氮试剂染料

人工合成的萘酚或萘胺衍生物，在酶促反应后产生萘酚或萘胺，其与偶氮染料（如固蓝B）生成难溶于水的有色的重氮化合物，如碱性磷酸酶、γ-谷氨酰转移酶同工酶的测定。

（二）电子传递染料

脱氢酶反应或脱氢酶偶联的指示反应产生NAD（P）H，其中H^+经吩嗪二甲酯硫酸盐（PMS）传递，交给四氮唑盐生成不溶性有色的甲臜化合物，如LDH同工酶测定。

目前，临床实验室多使用自动化电泳系统和配套的商品试剂盒，从而有效地改善了电泳法操作烦琐、重复性较差等缺点。

二、抑制法

抑制法分为免疫抑制法与化学抑制法两种。

免疫抑制法的抑制特异度高，但需要制备抗体，测定成本高。

免疫抑制法测定CK-MB的原理：肌酸激酶同工酶分CK-MM（肌型）、CK-MB（心型）、CK-BB（脑型）3种，试剂中含有抗CK-M亚基的抗体，其与标本中的CK-MM、CK-MB结合，使CK-IVIM100%被抑制，CK-MB则有50%被抑制，若不考虑CK-BB的含量，抑制后酶活性的2倍就是原来CK-MB的酶活性。该法的缺点是巨型肌酸激酶不能被抑制，测定结果不真实性升高。

化学抑制法指加入一定浓度的化学试剂选择性抑制某类同工酶，测定抑制前后的酶活性，间接计算出某同工酶的活性。化学抑制法特异度差，往往存在待测同工酶同时被抑制或其他同工酶抑制不彻底的缺点。

三、热变法

热变法利用各型同工酶对热的稳定性差异的原理来测定同工酶，因特异度较差而较少使用。例如，碱性磷酸酶同工酶分为4型：肠型、生殖细胞型、胎盘型和非特异组织型。非特异组织型在酶蛋白合成后，经过不同形式的修饰和加工，形成的肝型、胆型、肾型、骨骼型等酶的多种形式。各型对热稳定性顺序为胎盘型>肠型>其他两型。这4型同工酶经65℃15min的样品预处理后只留下胎盘型同工酶。

四、亲和层析法

碱性磷酸酶的肝型、胆型、肾型、骨骼型等各型同工酶糖链的组成或长度不同。因此，我们可以利用糖链亲和剂凝集素如麦胚凝集素（WGA）、伴刀豆凝集素A（ConA）等与同工酶结合率的不同，对某型同工酶加以分离后进行测定。其中骨型同工酶与WGA有较高的亲和力，结合后形成沉淀，总酶活性减去上清液中未结合部分的酶活性就是骨型同工酶的活性。但是，由于肝型、胆型同工酶也有部分结合特性，因此，测定结果需要校正。

03

感染免疫检验项目操作规程

第一节　甲型肝炎病毒抗体检测标准操作规程

一、目的

建立检测血清中甲型肝炎病毒抗体含量的标准操作规程，保证实验结果的精确性及正确性。

二、原理

（一）采用酶联免疫吸附试验（ELISA）进行检测

采用甲型肝炎病毒（HAV）特异性抗原成分作为包被抗原，将样品加入包被抗原的反应孔进行温育。若样品中含有甲型肝炎病毒抗体（如抗HAV-IgM），则该抗体与包被抗原形成抗原—抗体复合物被吸附到固相上，再加入酶标记二抗最终形成抗原—抗体—酶标二抗复合物，洗涤除去未结合的游离酶，加入显色剂后读板显色。

（二）采用电化学发光法进行检测

反应原理为竞争法，吸取50μL的血清标本到反应池，标本中的抗HAV抗体与HAV抗原结合；再先后加入生物素化的抗HAV抗体、钌（Ru）标记的抗HAV抗体以及链霉亲和素包被的微粒，形成的免疫复合物通过生物素与链霉亲和素之间的反应结合到微粒上。含有微粒的反应混合液被吸到测量池后，通过磁铁被吸附到电极上，未结合的物质被清洗液洗去，然后电极加电压后产生化学发光，通过光电倍增管进行测定。检测结果通过机器中设置的标准曲线得出。

三、标本要求

根据试剂盒说明书要求收集存储样本，血清标本采集用标准样本试管或含分离胶的试管，血浆样本采集使用肝素（肝素锂、肝素钠）或K_3-EDTA，一般来说，标本在2～8℃可稳定7天，−20℃可稳定6个月。

四、试剂与仪器

（一）试剂组成和仪器（酶联免疫吸附试验）

试剂组成一般包括包被反应板、样品稀释液、阴性对照、阳性对照、洗涤剂、酶标二抗、显色剂A、显色剂B、终止液。采用仪器为酶标比色仪。

（二）试剂组成和仪器（电化学发光法）

试剂组成一般包括链霉亲和素包被的微粒、甲型肝炎病毒抗原、生物素化的抗甲型肝炎病毒抗体、钌标记的抗甲型肝炎病毒抗体、阴性定标液、阳性定标液。采用仪器为全自动电化学发光分析仪。

五、操作步骤

（一）ELISA 方法

具体操作参照试剂说明书或所在科室制定的SOP。

（1）将已包被的反应板置于台上恢复至室温，按顺序编号。

（2）加样：测定孔每孔加待检血清50μL，设阴性对照2孔，阳性对照2孔，每孔各加50μL（或1滴），设空白对照1孔（空白孔只加底物和终止液），可设置外部质控品1孔，用即时贴封板，37℃水浴30min。

（3）洗涤：弃去孔内液体，用洗涤液连续洗涤5次，每次静置15s，吸干孔内液体，用吸水纸拍干。

（4）加入酶结合物：除空白孔外，各孔分别加入酶结合物1滴，用即时贴封板，混匀后置37℃水浴30min。

（5）洗涤：弃去孔内液体，用洗涤液连续洗涤5次，每次静置15s，吸干孔内液体，用吸水纸拍干。

（6）加底物液：每孔先加入A液1滴，再加入B液1滴混匀，37℃避光，显色15min。

（7）加终止液：每孔加入1滴终止液，终止反应后10min内测定，空白孔调零，测定波长为450nm，进行相应的比色测定。

（二）电化学发光法

1. 标本采集和准备

标本只有按照下列方法收集、检测才能被接受。血清标本采集用标准样本试管或含分离胶的试管。血浆：肝素（肝素锂、肝素钠）、K_3-EDTA或柠檬酸钠抗凝。关于使用含分离胶试管的血清的稳定性的资料，要注意试管制造商提供的资料，标本在2～8℃可稳定7天，−20℃可稳定3个月。标本可冻融6次。冻融样本和含沉淀的标本使用前需离心，不要加热灭活标本，标本和质控品禁用叠氮钠作稳定剂。确保患者样本、定标物、质控物在测试前温度达到室温20～25℃。因为可能挥发的影响，放在分析仪上的样本、定标物、质控物应在两小时内测试完。

2. 操作

按仪器操作说明进行操作。检查试剂与消耗品是否充足，使用前需混匀微粒。仪器通过扫描试剂盒条形码自动输入测试所需的特异性参数，不需手工输入。如果特殊情况下仪器无法阅读条形码，可以手工输入15位数字。将冷藏试剂预温到20℃后放置于仪器的试剂盘上，避免产生泡沫。系统自动控制试剂温度和开/关试剂瓶盖。将定标液1和定标液2放在分析仪的标本测试区。只在标定时打开瓶盖。条形码自动提供定标所需的数据资料。定标完成后，将定标液1和定标液2放回2～8℃保存或丢弃。

样本检测，结果浏览和复查。日常维护，关机。

六、校正（电化学发光法）

每开启一批新的试剂，需在输入批数据后进行校准，之后按照试剂说明书（如每隔28日或出现结果异常等情况时）需再进行1次校准。校准品在同1次运行中必须重复测定2次，且校准值必须在设定的范围内。如果不在该范围内，则应重新校准。

七、质控（电化学发光法）

一般采用两种浓度水平的质控品，至少每24h或每1次校准后测定1次。质控间隔期应适用于各实验室的具体要求。质控品检测值应落在设定的范围内，如出现质控值落在范围以外，应查找原因，采取相应的校正措施。

八、结果判断

（一）ELISA 方法

具体操作参照试剂说明书或所在科室制定的SOP。

测定OD值后按下列公式计算：样品OD值S/CO≥1.0者为阳性，样品OD值S/CO<1.0者为阴性。CO=阴性对照OD平均值×2.1倍，注：阴性对照OD平均值≥0.05时，按实际OD值计算，阴性对照OD平均值<0.05时，按0.05计。

（二）电化学发光法

自动化分析仪器根据线性公式自动计算。

九、生物参考区间

ELISA方法：阴性；电化学发光法：<20mU/mL。

十、性能参数

具体参见相应的试剂说明书。

十一、临床意义

HAV属于单链RNA病毒属，传播途径为经粪—口途径，潜伏期2～6个月，可引发急性感染性肝炎，儿童及青少年多见，黄疸型多见，可散发或暴发流行。为自限性良性过程，一般不变成慢性，重型肝炎（肝坏死）或病死罕见。IgM抗体阳性提示HAV急性感染，用于肝炎鉴别诊断，在发病早期出现，2～3周达高峰，3～6个月后消退。IgG抗体是免疫性抗体，在IgM抗体后出现，3～4个月达高峰，并长期持续，人群抗体检出率为50%～80%，其中多数为无症状感染或亚临床感染，可作为人群HAV既往感染的指标之一。

第二节　乙型肝炎病毒表面抗原检测标准操作规程

一、目的

建立检测血清中乙型肝炎病毒表面抗原含量的标准操作规程，保证实验结果的精确性及正确性。

二、原理

（一）采用酶联免疫吸附试验（ELISA）进行检测

采用双抗体夹心法进行检测，包被抗HBs用单抗或马抗人HBs；纯化马抗HBs的γ球蛋白组分，经过碘酸钠改良法标记HRP，制成酶标记抗HBs；经方阵法滴定确定最适工作浓度。用已包被的反应板，同时加样品及酶标记抗HBs，1次温育，以四甲基联苯胺（TMB）为底物显色后读板显色。

（二）采用电化学发光法进行检测

采用双抗体夹心法原理，吸取50μL的血清标本到反应池，生物素化的抗HBsAg单克隆抗体和钌（Ru）标记的抗HBsAg单克隆抗体混匀形成夹心复合物；加入链霉亲和素包被的微粒，使上述形成的复合物通过生物素与链霉亲和素之间的反应结合到微粒上，反应混合液吸到测量池中，微粒通过磁铁吸附到电极上，未结合的物质被清洗液洗去；然后，电极加电压后产生化学发光，通过光电倍增管进行测定，仪器自动将标本产生的光电信号与从HBsAg定标液得出的cut off值相比较计算出结果。

三、标本要求

根据试剂盒说明书要求收集存储样本，血清标本采集用标准样本试管或含分离胶的试管，血浆样本采集使用肝素（肝素锂、肝素钠）或K_3-EDTA，一般来说，标本在2～8℃可稳定7天，−20℃可稳定6个月。

四、试剂与仪器

（一）试剂组成和仪器（酶联免疫吸附试验）

试剂组成一般如下：包被抗原板、底物A液、底物B液、阳性对照、洗涤液、阴性对照、终止液、HBsAg酶结合物、粘胶纸、TMB显色液，采用仪器为酶标比色仪。

（二）试剂组成和仪器（电化学发光法）

试剂组成一般如下：链霉亲和素包被的微粒、生物素化的抗HBsAg单克隆抗体、$Ru(bpy)_3^{2+}$标记的抗HBsAg单克隆抗体、Cal1校准液和Cal2校准液、HBsAg质控品1和2。采用仪器为全自动电化学发光分析仪。

五、操作步骤

（一）ELISA 方法

具体操作参照试剂说明书或所在科室制定的SOP。

（1）将已包被的反应板置于台上恢复至室温，按顺序编号。

（2）加样：测定孔每孔加待检血清50μL，设阴性对照2孔，阳性对照2孔，每孔各加50μL（或1滴），设空白对照1孔（空白孔只加底物和终止液），可设置外部质控品1孔。然后加测定HBsAg用酶结合物，每孔50μL（或1滴），混匀后用即时贴封板。置37℃水浴30min。

（3）洗涤：弃去孔内液体，用洗涤液连续洗5次，每次静置15s，吸干孔内液体，用吸水纸拍干。

（4）加底物液：每孔先加入A液1滴，再加入B液1滴混匀，37℃避光，显色15min。

（5）加终止液，每孔1滴，终止反应后10min内测定，空白孔调零，测定波长为450nm，进行相应的比色测定。

（二）电化学发光法

1. 标本采集和准备

标本只有按照下列方法收集，检测，结果才能被接受。

血清标本采集用标准样本试管或含分离胶的试管。血浆：肝素钠、K_3-EDTA或柠檬酸钠抗凝，不要应用含分离胶的肝素锂抗凝血浆。标本在2~8℃可稳定5天，–20℃可稳定3个月。标本可冻融6次。

关于使用含分离胶试管获得的血清的稳定性的资料，要注意试管制造商提供的资料。当用原始管采集样本时，要注意试管制造商的使用说明。

含沉淀的标本使用前需离心，可以加热灭活标本，标本和质控品禁用叠氮钠作稳定剂。确保患者样本、定标物、质控物在测试前温度达到20~25℃。因为可能受到挥发的影响，放在分析仪上的样本、定标物、质控物应在两小时内测试完。

2. 操作

按仪器操作说明进行操作。检查试剂与消耗品是否充足。使用前需混匀微粒。

仪器通过扫描试剂盒条形码自动输入测试所需的特异性参数，不需手工输入。

如果特殊情况下仪器无法阅读条形码，可以手工输入15位数字。

Elecsys2010：将冷藏试剂预温到20℃后放置于仪器的试剂盘上，

避免产生泡沫。系统自动控制试剂温度和开/关试剂瓶盖。

Elecsys1010：将冷藏试剂预温到20～25℃后放置于仪器的样品/试剂盘上（室温20～25℃），避免产生泡沫。使用前手工打开试剂瓶盖，使用后手工关闭试剂瓶盖并放回2～8℃。将抗HBs Cal1和Cal2放在分析仪的标本测试区。只在标定时打开瓶盖。条形码自动提供定标所需的数据资料。定标完成后，将Cal1和Cal2放回2～8℃保存。

将定标液1和定标液2放在分析仪的标本测试区。只在标定时打开瓶盖。条形码自动提供定标所需的数据资料。定标完成后，将定标液1和定标液2放回2～8℃保存或丢弃。

六、校正（电化学发光法）

每开启一批新的试剂，需在输入批数据后进行校准，之后按照试剂说明书（如每隔28日或出现结果异常等情况时）需再进行1次校准。校准品在同1次运行中必须重复测定2次，且校准值必须在设定的范围内。如果不在该范围内，则应重新校准。

七、质控（电化学发光法）

一般采用两种浓度水平的质控品，至少每24h或每1次校准后测定1次。质控间隔期应适用于各实验室的具体要求。质控品检测值应落在设定的范围内，如出现质控值落在范围以外，应查找原因，采取相应的校正措施。

八、结果判断

（一）ELISA 方法

具体操作参照试剂说明书或所在科室制定的SOP。

测定OD值后按下列公式计算：样品OD值S/CO≥1.0者为阳性，

样品OD值S/CO<1.0者为阴性。CO=阴性对照OD平均值×2.1倍。注：阴性对照OD平均值≥0.05时，按实际OD值计算，阴性对照OD平均值<0.05时，按0.05计。

（二）电化学发光法

仪器会自动根据校准曲线计算标本乙型肝炎病毒表面抗原的浓度。

九、生物参考区间

ELISA方法：阴性；电化学发光法：检测值应低于检测下限。

十、性能参数

具体参见相应的试剂说明书。

第三节　乙型肝炎病毒 e 抗原检测标准操作规程

一、目的

建立检测血清中乙型肝炎病毒e抗原含量的标准操作规程，保证实验结果的精确性及正确性。

二、原理

（一）采用酶联免疫吸附试验（ELISA）进行检测

采用双抗体夹心法进行检测，在微孔条上预包被纯化乙肝e抗体（HBeAb），在包被板加待测血清及酶标记的温育后洗涤除去未结合的游离酶，以四甲基联苯胺（TMB）为底物显色后读板显色。

（二）采用电化学发光法进行检测

采用双抗体夹心法原理检测，吸取35 μ L标本到反应池，将生物素化抗HBeAg单克隆抗体和钌（Ru）标记的抗HBe抗体混匀，形成夹心复合物。加入链霉亲和素包被的微粒，使上述形成的复合物通过生物素与链霉亲和素之间的反应结合到微粒上。反应混合液吸到测量池中，微粒通过磁铁吸附到电极上，未结合的物质被清洗液洗去，电极加电压后产生化学发光，通过光电倍增管进行测定。检测结果由软件自动测出，与预先用抗HBe标定的标本cut off值比较得出结果。

三、标本要求

根据试剂盒说明书要求收集存储样本，血清标本采集用标准样本试管或含分离胶的试管，血浆样本采集使用肝素（肝素锂、肝素钠）或K_3-EDTA，一般来说，标本在2～8℃可稳定7天，−20℃可稳定6个月。

四、试剂与仪器

（一）试剂组成和仪器（酶联免疫吸附试验）

试剂组成一般如下：包被抗原板、底物A液、底物B液、阳性对照、洗涤液、阴性对照、终止液、HBeAg酶结合物、TMB显色液，采用仪器为酶标比色仪。

（二）试剂组成和仪器（电化学发光法）

试剂组成一般如下：链霉亲和素包被的微粒、生物素化的抗HBeAg单克隆抗体、$Ru(bpy)_3^{2+}$标记的抗HBeAg单克隆抗体、Cal1校准液和Cal2校准液、HBeAg质控品1和2。采用仪器为全自动电化学发光分析仪。

五、操作步骤

（一）ELISA 方法

具体操作参照试剂说明书或所在科室制定的SOP。

（1）将已包被的反应板置于台上恢复至室温，按顺序编号。

（2）加样：测定孔每孔加待检血清50μL，设阴性对照2孔，阳性对照2孔，每孔各加50μL（或1滴），设空白对照1孔（空白孔只加底物和终止液），可设置外部质控品1孔，用即时贴封板，然后加HBeAg酶结合物，每孔50μL（或1滴），混匀。置37℃水浴30min。

（3）洗涤：弃去孔内液体，用洗涤液连续洗5次，每次静置15s，吸干孔内液体，用吸水纸拍干。

（4）加底物液：每孔先加入A液1滴，再加入B液1滴混匀，37℃避光，显色15min。

（5）加终止液：每孔1滴，终止反应后10min内测定，空白孔调零，测定波长为450nm，进行相应的比色测定。

（二）电化学发光法

1. 标本采集和准备

标本只有按照下列方法收集，检测，结果才能被接受。

血清标本采集用标准样本试管。血浆：肝素钠、K_3-EDTA或柠檬酸钠抗凝。标本在2～8℃可稳定7天，－20℃可稳定3个月。标本可冻融6次。

冷冻样本，含沉淀的标本，重复检测的样本使用前需离心，不要加热灭活标本。标本和质控品禁用叠氮钠作稳定剂。确保患者样本、定标物、质控物在测试前温度达到20～25℃。因为可能挥发的影响，放在分析仪上的样本，定标物，质控物应在两小时内测试完。

2. 操作

按仪器操作说明进行操作。

使用前需混匀微粒。仪器通过扫描试剂盒条形码自动输入测试所需的特异性参数，不需手工输入。如果特殊情况下仪器无法阅读条形码，可以手工输入15位数字。

E170/Elecsys2010：将冷藏试剂预温到20℃后放置于仪器的试剂盘上，避免产生泡沫。系统自动控制试剂温度和开/关试剂瓶盖。

将定标液1和定标液2放在分析仪的标本测试区。只在标定时打开瓶盖。条形码自动提供定标所需的数据资料。定标完成后，将定标液1和定标液2放回2～8℃保存或丢弃。

六、校正（电化学发光法）

每开启一批新的试剂，需在输入批数据后进行校准，之后按照试剂说明书（如每隔28日或出现结果异常等情况时）需再进行1次校准。

校准品在同1次运行中必须重复测定2次，且校准值必须在设定的范围内。如果不在该范围内，则应重新校准。

七、质控（电化学发光法）

一般采用两种浓度水平的质控品，至少每24h或每1次校准后测定1次。质控间隔期应适用于各实验室的具体要求。质控品检测值应落在设定的范围内，如出现质控值落在范围以外，应查找原因，采取相应的校正措施。

八、结果判断

（一）ELISA 方法

测定OD值后按下列公式计算：样品OD值S/CO≥1.0者为阳性，样品OD值S/CO<1.0者为阴性。CO=阴性对照OD平均值×2.1倍。注：阴性对照OD平均值≥0.05时按实际OD值计算，阴性对照OD平均值<0.05时，按0.05计。

（二）电化学发光法

仪器会自动根据Cal1和Cal2的测定值计算cut off值。标本的cut off指数<1.0判断为HBeAg阴性。标本的cut off指数≥1.0判断为HBeAg阳性。每一个标本的结果以“有反应性”或“无反应性”以及cut off指数形式（标本信号/cut off）报告。

九、生物参考区间

ELISA方法：阴性；电化学发光法：S/CO<1.0。

十、性能参数

具体参见相应的试剂说明书。

第四节　丙型肝炎病毒抗体检测标准操作规程

一、目的

建立检测血清中丙型肝炎病毒抗体含量的标准操作规程，保证实验结果的精确性及正确性。

二、原理

（一）采用酶联免疫吸附试验（ELISA）进行检测

采用双抗原夹心法进行检测，用合成HCV多肽抗原或基因重组HCV抗原（包括结构区抗原及非结构区抗原）包被酶联板，以辣根过氧化物酶（HRP）标记抗人IgG，洗涤除去未结合的游离酶，以四甲联苯胺（TMB）为底物，显色测定。

（二）采用电化学发光法进行检测

采用“三明治”法，吸取40μL样本与60μL生物素化HCV抗原以及60μL钌复合体标记的HCV抗原一起孵育，反应形成“三明治”样抗原—抗体复合体；再添加包被链霉素的磁珠微粒进行孵育，抗原—抗体复合体与磁珠通过生物素和链霉素的作用相结合。将反应液吸入测量池中，通过电磁作用将磁珠吸附在电极表面，未与磁珠结合的物质被去除。然后，给电极加以一定的电压，使复合体化学发光，并通过光电倍增器测量发光强度，通过检测仪的校准曲线得到最后的检测结果。

三、标本要求

根据试剂盒说明书要求收集存储样本，血清标本采集用标准样本试管或含分离胶的试管，血浆样本采集使用肝素（肝素锂、肝素钠）或K_3-EDTA，一般来说，标本在2～8℃可稳定7天，—20℃可稳定6个月。

四、试剂与仪器

（一）试剂组成和仪器（酶联免疫吸附试验）

试剂组成一般如下：包被抗原板、底物A液、底物B液、阳性对照、洗涤液、阴性对照、终止液、抗人IgG-HRP结合物、TMB显色液，采用仪器为酶标比色仪。

（二）试剂组成和仪器（电化学发光法）

试剂组成一般如下：链霉亲和素包被的微粒、DTT、生物素化的HCV-特异性抗原、$Ru(bpy)_3^{2+}$标记的HCV-特异性抗原、Cal1校准液和Cal2校准液、Anti-HCV质控品1和2。采用仪器为全自动电化学发光分析仪。

五、操作步骤

（一）ELISA 方法

具体操作参照试剂说明书或所在科室制定的SOP。

（1）将已包被的反应板置于台上恢复至室温，按顺序编号。

（2）加样：测定孔每孔加待检血清50μL，设阴性对照2孔，阳性对照2孔，每孔各加50μL（或1滴），设空白对照1孔（空白孔只加底物和终止液），可设置外部质控品1孔，用即时贴封板，37℃水浴30min。

（3）洗涤：弃去孔内液体，用洗涤液连续洗5次，每次静置15s，吸干孔内液体，用吸水纸拍干。

（4）加酶结合物：取出抗人IgG-HRP，充分混匀，每孔各加2滴。用胶布封板，37℃水浴20min。

（5）洗涤：弃去孔内液体，用洗涤液连续洗5次，每次静置15s，吸干孔内液体，用吸水指纸拍干。

（6）加底物液：每孔先加入A液1滴，再加入B液1滴混匀，37℃避光，显色10min。

（7）加终止液，每孔加入1滴终止液，终止反应后10min内测定，空白孔调零，测定波长为450nm，进行相应的比色测定。

（二）电化学发光法

1. 标本采集和准备

下列标本经过大量测试证明结果可以被接受。

血清标本采集用标准样本试管或含分离胶的试管血浆：肝素（肝素锂、肝素钠）、K_3-EDTA或柠檬酸钠抗凝。标准：确切的阴阳性样本血清的批内回收 80%～120%。标本在2～8℃可稳定21天，25℃ 3天，—20℃可稳定3个月。标本可冻融6次。当用原始管采集样本时，要注意试管制造商的使用说明。含沉淀的标本使用前需离心。确保患者样本，定标物，质控物在测试前温度达到20～25℃。

2. 操作

根据相关的分析仪使用资料进行操作，参考仪器操作说明书阅读相关仪器的操作指南，检查试剂与消耗品是否充足，使用前需混匀微粒。仪器通过扫描试剂盒条形码自动输入测试所需的特异性参数，不需手工输入。如果特殊情况下仪器无法阅读条形码，可以手工输入15位数字。

Elecsys2010：将冷藏试剂预温到20℃后放置于仪器的试剂盘上，避免产生泡沫。系统自动控制试剂温度和开/关试剂瓶盖。

将抗HCV Cal1和Cal2放在分析仪的标本测试区。只在标定时打开瓶盖。条形码自动提供定标所需的数据资料。定标完成后，将Cal1和

Cal2放回2～8℃保存。

六、校正（电化学发光法）

每开启一批新的试剂，需在输入批数据后进行校准，之后按照试剂说明书（如每隔28日或出现结果异常等情况时）需再进行1次校准。校准品在同1次运行中必须重复测定2次，且校准值必须在设定的范围内。如果不在该范围内，则应重新校准。

七、质控（电化学发光法）

一般采用两种浓度水平的质控品，至少每24h或每1次校准后测定1次。质控间隔期应适用于各实验室的具体要求。质控品检测值应落在设定的范围内，如出现质控值落在范围以外，应查找原因，采取相应的校正措施。

八、结果判断

（一）ELISA 方法

具体操作参照试剂说明书或所在科室制定的SOP。

测定OD值后按下列公式计算：样品OD值S/CO≥1.0者为阳性，样品OD值S/O<1.0者为阴性。CO=阴性对照平均OD×2.1倍。注：阴性对照平均OD≥0.1时，按实际OD计算，阴性对照平均OD<0.1时，按0.1计。

（二）电化学发光法

仪器会自动根据Cal1和Cal2的测定值计算cut off值。每一个标本的结果以有反应性或无反应性以及cut off指数形式（标本信号/cut off）报告。样本的COI值<0.9判断为无反应性。样本的COI值≥1.0判断为有反应性。所有初次检测有反应性的样本必须重复双份检测。样本的

COI值≥0.9且<1.0判断为临界。所有临界样本必须重复双份检测。如果2次结果均为无反应性，样本可判断为抗HCV阴性。如果重复检测结果均为有反应性或一个有反应性，一个临界，则该样本判断为重复有反应性。重复有反应性的样本必须进行补充实验（如免疫印迹分析或HCV－RNA检测）。如果重复检测结果均为临界或一个无反应性，一个临界，则建议随访。

九、生物参考区间

ELISA方法：阴性；电化学发光法：阴性。

十、性能参数

具体参见相应的试剂说明书。

十一、临床意义

HCV为单链RNA病毒，主要通过血液及其制品传播，输血后肝炎多数为C型肝炎，母婴传播也有可能。潜伏期35～82天，临床表现类似乙型肝炎，但肝细胞坏死、慢性化和癌变倾向性较大，在重症肝炎中检出率高达50%左右。常与HBV合并感染，当乙型肝炎迁延不愈、活动、坏死或癌变时应怀疑此病毒感染。Anti-HCV抗体检测可单独使用，或和其他检测（如HCV-RNA）联合使用，检测个体是否感染丙型肝炎病毒和筛选被HCV污染的血液和血制品。

第五节　丁型肝炎病毒抗体检测标准操作规程

一、目的

建立检测血清中丁型肝炎病毒抗体含量的标准操作规程，保证实验结果的精确性及正确性。

二、原理（以抗 IgM 为例）

采用酶联免疫吸附试验（ELISA）进行检测：采用捕获法进行检测，用抗人μ链包被微孔板，以捕获待检血清中IgM，再加入HDVAg与特异性IgM反应，最后加酶标抗HDVAg，洗涤除去未结合的游离；以四甲联苯胺（TMB）为底物，显色测定。

三、标本要求

根据试剂盒说明书要求收集存储样本，血清标本采集用标准样本试管或含分离胶的试管，血浆样本采集使用肝素（肝素锂、肝素钠）或K_3-EDTA，一般来说，标本在2～8℃可稳定7天，－20℃可稳定6个月。

四、试剂与仪器

试剂组成一般如下：包被抗原板、底物A液、底物B液、阳性对照、洗涤液、阴性对照、终止液、HDVAg、HRP标记物、TMB显色液，采用仪器为酶标比色仪。

五、操作步骤

具体操作参照试剂说明书或所在科室制定的SOP。

（1）用生理盐水按照1：10比例稀释待测血清。

（2）加样：已包被的反应板平衡至室温后，每孔加入已稀释的待测血清50μL。设阳性对照和阴性对照各1孔，空白对照1孔（加入50μL洗涤液），其余每孔50μL（或1滴），每孔再加入HDVAg1滴。震荡后置于37℃水浴30min。

（3）洗涤：弃去孔内液体，用洗涤液洗涤5次，拍干。

（4）每孔加入酶标记物50μL（空白孔不加），震荡后于37℃水浴30min。

（5）弃去孔内液体，用洗涤液洗涤5次，拍干。

（6）加底物液：每孔先加A液1滴（或50μL），再加B液1滴（或50μL）。室温避光显色10min。

（7）加终止液：每孔加入1滴终止液，终止反应后10min内测定，空白孔调零，测定波长为450nm，进行相应的比色测定。

六、校正

应按照试剂说明书对阳性对照和阴性对照进行检测，保证这些阴性和阳性对照值在范围内，如果这些对照值异常，应采取相应措施。

七、质控

检测样本时可采用第三方质控品进行质量控制，如出现质控值落在范围以外，应采取相应措施。

八、结果判断

终止后测OD值。样品OD值≥$2.1 \times N$（阴性对照OD值）为阳性，$<2.1 \times N$为阴性。（$N<0.05$时，按0.05计）

九、生物参考区间

正常生物参考区间：阴性。

十、性能参数

具体参见相应的试剂说明书。

十一、临床意义

HDV是一种有缺陷的病毒，表面被包膜蛋白包裹。HDV的致病性依赖于HBV，可与HBV重叠感染或共同感染。HDV感染与暴发性肝炎、重症肝炎及肝硬变密切相关。HDV感染的常用血清学检测法为测定抗HDV-IgM和抗HDV-IgG。前者阳性一般认为是近期感染，在早期即可被检测到，于恢复期消失，后者阳性一般认为是既往感染。

第六节　戊型肝炎病毒抗体检测标准操作规程

一、目的

建立检测血清中戊型肝炎病毒抗体含量的标准操作规程，保证实验结果的精确性及正确性。

二、原理（以抗 IgM 为例）

采用酶联免疫吸附试验（ELISA）进行检测：采用捕获法进行检测IgM抗体，将抗人IgM抗体连接在固相载体上，形成固相抗人IgM；血清中IgM抗体被固相抗体捕获，再加入特异性抗原使之与结合在固相上的抗原反应结合。然后，加入针对特异抗原的酶标抗体使之与结合在固相上的抗原反应结合，洗涤除去未结合的游离酶，以四甲联苯胺（TMB）为底物，显色测定。

三、标本要求

根据试剂盒说明书要求收集存储样本，血清标本采集用标准样本试管或含分离胶的试管，血浆样本采集使用肝素（肝素锂、肝素钠）或K_3-EDTA，一般来说，标本在2～8℃可稳定7天，−20℃可稳定6个月。

四、试剂与仪器

试剂组成一般如下：包被抗原板、底物A液、底物B液、阳性对照、洗涤液、阴性对照、终止液、HRP结合物、TMB显色液，采用仪器为酶标比色仪。

五、操作步骤

具体操作参照试剂说明书或所在科室制定的SOP。

（1）用生理盐水按照1：10比例稀释待测血清。

（2）加样：已包被的反应板平衡至室温后，每孔加入已稀释的待测血清50μL。设阳性对照和阴性对照各1孔，空白对照1孔（加入50μL洗涤液），其余每孔50μL（或1滴），每孔再加入HDV抗原1滴。震荡后置于37℃水浴30min。

（3）洗涤：弃去孔内液体，用洗涤液洗涤5次，拍干。

（4）每孔加入HEV Ag-HRP标记物50μL（空白孔不加），震荡封板后于37℃水浴30min。

（5）弃去孔内液体，用洗涤液洗涤5次，拍干。

（6）加底物液：每孔先加A液1滴（或50μL），再加B液1滴（或50μL）。室温避光显色10min。

（7）加终止液：每孔加入1滴终止液，终止反应后10min内测定，空白孔调零，测定波长为450nm，进行相应的比色测定。

六、校正

应按照试剂说明书对阳性对照和阴性对照进行检测，保证这些阴性和阳性对照值在范围内，如果这些对照值异常，应采取相应措施。

七、质控

检测样本时可采用第三方质控品进行质量控制，如出现质控值落在范围以外，应采取相应措施。

八、结果判断

终止后测定OD值。样品OD值S/CO≥1.0者为阳性，样品OD值S/

CO<1.0者为阴性。CO=阴性对照平均OD×2.1倍。注：阴性对照平均OD≥0.05时，按实际OD计算，阴性对照平均OD<0.05时，按0.05计。

九、生物参考区间

阴性。

十、性能参数

具体参见相应的试剂说明书。

十一、临床意义

HEV经粪－口途径传播，潜伏期2～6个月，黄疸型多见，可散发或暴发流行。为自限性良性过程，一般不变成慢性、重型肝炎（肝坏死）或病死（罕见）。IgM抗体阳性提示HEV急性感染，用于肝炎鉴别诊断，在发病早期出现，2～3周达高峰，3～6个月后消退。IgG抗体是免疫性抗体，在IgM抗体后出现，3～4个月达高峰，并长期持续，人群抗体检出率为50%～80%，其中多数为无症状感染或亚临床感染。

04

变态反应室常见项目操作规程

第一节　变应原检测推荐程序

一、目的

建立规范化过敏性疾病检验申请程序，协助临床诊断或排除诊断是否有过敏反应。

二、范围

适用于免疫组过敏原检测工作人员和检验科相关咨询服务人员。

三、职责

（1）免疫组组长负责过敏性疾病检验申请的主动咨询服务，定期培训临床医护人员相关知识。

（2）检验科咨询服务人员负责临床医护人员和患者提出的过敏性疾病诊断相关问题的解答，做好相关被动咨询服务。

四、程序

变态反应又称超敏反应，是机体受同一抗原再次刺激后所发生的一种表现为组织损伤或生理功能紊乱的特异性免疫反应。也可以说，变态反应是异常的、有害的、病理性的免疫反应。

（一）变态反应分类

引起变态反应的抗原物质称为变应原。变态反应发生的原因和表现十分复杂，对其分类曾有不同的观点。但目前大多按照造成免疫病理的机制，将变态反应分为四类：Ⅰ型（速发型）、Ⅱ型（细胞毒型）、Ⅲ型（免疫复合物型）、Ⅳ型（迟发型）。

（二）变态反应可进行的试验

1. 变态反应的体内试验

（1）皮肤试验：①皮内试验；②点刺试验；③被动转移试验；④斑贴试验。

（2）激发试验：①鼻黏膜激发试验；②支气管激发试验；③食物和药物激发试验；④现场激发试验。

2. 变态反应病的体外检测

（1）Total IgE测定。

（2）SIgE测定（Specific IgE）。

（3）吸入物超敏原过筛试验（Phadiatop）。

（4）嗜酸性粒细胞阳离子蛋白（ECP）。

（三）我室推荐的变应原检查程序

依据我国国情，变应原检查应该是体内与体外试验的互补。具体程序解释如下。

（1）临床病史非常严重、典型，不宜皮试时，直接做SIgE检查。如一吃腰果即喉水肿，或一闻牛奶味即哮喘、休克患者，为保安全，直接做SIgE检查。

（2）不宜皮试患者，如体质差、皮肤严重受损、严重皮肤划痕症、正在服抗组胺药或激素者、婴幼儿等，可先做过筛或直接做SIgE检查。

（3）脱敏治疗的患者若以前未做过SIgE检查，可测SIgE浓度来修正原来的脱敏方案。

（4）绝大多数患者，采集病史后应做常规的吸入物皮试CIST或食物皮试CFST。若阳性，即可选几种可疑的变应原做SIgE。若病史、皮试、SIgE三者相符可确定变应原。

（5）若均阴性或不明显，可依病情做Total IgE、Phadiatop、fx5E等检查，如均阴性，可初步排除IgE介导性疾病。

（四）过敏原检测适应人群推荐

皮肤、呼吸系统、消化系统有过敏反应或有过敏反应家族史，以及排除诊断或鉴别诊断过敏性疾病。过敏性疾病的诊断是个综合判断，是基于临床病史、临床表现、皮肤试验或体外过敏原SIgE测定结果综合判定的。WHO提出的最佳治疗方案：正确诊断及避免接触过敏原、采用标准化特异性免疫治疗、良好的患者教育、适当使用对症药物。因此，检测过敏原特异性IgE对诊断引起变态反应的物质及选择合适免疫治疗具有重要的价值。

第二节 Total IgE检测标准操作规程

一、目的

建立检测血清Total IgE含量的标准操作规程，保证实验结果的精确性及准确性。

二、原理

荧光酶标法：荧光酶标法是利用酶标技术、CAP专利技术和血清中的抗体相结合的测定方法，用酶标二抗（Conjugate）中的酶作为标记物，以内置有多孔性弹性和亲水性的纤维素粒的CAP作为固相载体，提供最大的接触反应面积。

三、标本要求

（1）抽取干燥管（无抗凝）静脉血3.0mL，3000r/min离心10min，取血清检测。溶血或严重脂血影响检测结果时，需重新抽血。

（2）标本的稳定性：分离血清室温8h内检测，超过时间放置于2～8℃，保存24h。

四、试剂与仪器

（一）试剂组成

ImmunoCAP、酶标二抗（β-半乳糖苷酶标记的鼠抗人IgE单克隆抗体）、底物（4-甲基伞桂β-半乳糖苷）、洗液、终止液、标准品、质控品。

（二）仪器

Phadia250全自动体外免疫诊断仪。

五、操作步骤

（1）开机：①在Wash瓶中装入洗液，Rinse瓶中装入蒸馏水，倒空废液罐内废水；②打开EDM电脑并运行IDM软件，打开Phadia250设备绿色电源按钮，设备进入待机状态，大约3min Phadia250操作软件ISW启动，进入“Stand By”状态。

（2）装载试剂在Phadia250软件上选“Load”按钮，进入试剂“-Load-”界面。装入一批完整的检测“Assay Run”所用的所有试剂（360个测试）。在各种试剂相应的Load界面，通过条码器扫描试剂标签，将试剂放入对应位置。

（3）样本检测，结果审核。

（4）日维护后自动关机。

六、仪器校准

（1）28天校准1次。

（2）试剂批号更换时。

（3）由质控及标本检测结果决定，如质控结果超出范围时。

七、质控

用质控品1（低值质控品）和质控品2（高值质控品），至少每24h或每1次校准后测定1次。质控间隔期应适用于各实验室的具体要求。检测值应落在确定的范围内，如出现质控值落在范围以外，应采取校正措施。

八、结果判断

仪器根据校准曲线和检测标本测得的荧光数值，自动计算检测标本浓度。

九、生物参考区间

0.1 ~ 100U/mL。

十、性能参数

具体参见试剂说明书，按照相关要求对方法学进行验证。

十一、临床意义

（1）IgE是Ⅰ型变态反应的主要抗体，血清总IgE升高，提示有罹患变态反应病的可能。

（2）有很多影响Total IgE水平的因素，如有过敏因素和非过敏因素，具体表现如下。

①年龄：IgE不能通过胎盘。脐血应该无IgE。学龄前儿童接近成人水平、青春期最高，30岁后下降。老年人Total IgE较低。可能是Th功能低下，Ts功能较高所致。

②性别：男性高于女性，可能与吸烟有关。

③种族：不同种族区别很大，可能受遗传因素影响。混血人种比白人高3 ~ 4倍，黑人更高，黄种人也较高。

④寄生虫感染：受寄生虫感染后Total IgE升高明显。农村人寄生虫感染较高，故Total IgE水平也升高。

（3）IgE是一种不正常抗体，在正常人群中呈偏态分布。低于正常值水平应视为正常。严格地说无IgE检出才视为正常。

（4）Total IgE测定不能说明对何种变应原过敏，但在鉴别过敏与非过敏时有一定价值。

（5）国外资料：过敏患者78%的人Total IgE>110kU/L，非过敏性疾病中有84%<25kU/L。20% ~ 30%的变态反应患者SIgE可能较高，但Total IgE正常，甚至低于均值。如某患者对牛奶过敏，SIgE为18kUA/L应该视为SIgE Ⅳ级，应是相当严重，若除牛奶外无其他任何使IgE升高的因素，理论上说，其Total IgE也应为18kU/L，Total IgE应视为低值。

（6）Total IgE高不一定是过敏；“正常范围”的Total IgE不能排除特异性过敏。

第三节　特异性 IgE 检测标准操作规程

一、目的

建立检测血清特异性IgE含量的标准操作规程，保证实验结果的精确性及准确性。

二、原理

荧光酶标法是利用酶标技术、CAP专利技术和血清中的抗体相结合的测定方法，用酶标二抗中的酶作为标记物，以内置有多孔性弹性和亲水性的纤维素粒的CAP作为固相载体，提供最大的接触反应面积。

三、标本要求

（1）抽取干燥管（无抗凝）静脉血3.0mL，3000r/min离心10min，取血清检测。溶血或严重脂血影响检测结果时，需重新抽血。

（2）标本的稳定性：分离血清室温8h内检测，超过时间放置于2～8℃，保存24h。

四、试剂与仪器

（一）试剂组成

Immuno CAP、酶标二抗（β-半乳糖苷酶标记的鼠抗人IgE单克隆抗体）、底物（4-甲基伞桂β-半乳糖苷）、洗液、终止液、标准品、质控品。

（二）仪器

Phadia250全自动体外免疫诊断仪。

五、操作步骤

（1）开机：①在Wash瓶中装入洗液，Rinse瓶中装入蒸馏水，倒空废液罐内废水。②打开IDM电脑并运行IDM软件，打开Phadia250设备绿色电源按钮，设备进入待机状态，大约3min Phadia 250操作软件ISW启动，进入“Stand By”状态。

（2）装载试剂在Phadia250软件上选“Load”按钮，进入试剂“-Load-”界面。装入一批完整的检测“Assay Run”所用的所有试剂（360个测试）。在各种试剂相应的Load界面，通过条码器扫描试剂标签，将试剂放入对应位置。

（3）样本检测，结果审核。

（4）日维护后自动关机。

六、仪器校准

（1）28天校准1次。

（2）试剂批号更换时。

（3）由质控及标本检测结果决定，如质控结果超出范围时。

七、质控

用质控品1（低值质控品）和质控品2（高值质控品），至少每24h或每1次校准后测定1次。质控间隔期应适用于各实验室的具体要求。检测值应落在确定的范围内，如出现质控值落在范围以外，应采取校正措施。

八、结果判断

仪器会根据校准曲线和检测标本测得的荧光数值，自动计算检测标本浓度。

九、生物参考区间

0 ~ 30U/mL。

十、性能参数

具体参见试剂说明书，按照相关要求对方法学进行验证。

十一、临床意义

（1）特异性IgE的测定是利用抗原抗体结合的特异性，测定变应原特异性的循环IgE抗体，是机体对致敏变应原的客观测定指标。SIgE浓度在1级以上就表明过敏患者血清中存在着对变应原的特异性IgE。

（2）测定特异性IgE水平帮助确定致敏变应原，预测未来发展变态反应的危险并指导临床确定致敏变应原。

（3）预测未来发展的变态反应。

（4）指导临床方案，提供特异性皮炎的最佳确诊方法。

第四节　食物过敏原10项检测标准操作规程

一、目的

建立检测血清食物过敏原含量的标准操作规程，保证实验结果的精确性及准确性。

二、原理

免疫印迹法：标本中过敏原特异性IgE抗体与吸附在硝酸纤维素膜上的过敏原发生抗原抗体特异性反应，形成抗原抗体复合物，标记了生物素的抗人IgE抗体与抗原抗体复合物反应，结合有碱性磷酸酶的链霉亲和素，生物素结合。碱性磷酸酶与底物BCIP/NBT发生特定的酶显色反应。颜色深浅与血清中SIgE抗体含量成正比。

三、标本要求

（1）抽取干燥管（无抗凝）静脉血3.0mL，3000r/min离心10min，取血清检测。溶血或严重脂血影响检测结果时，需重新抽血。

（2）标本的稳定性：分离血清室温8h内检测，超过时间放置于2～8℃，保存24h。

四、试剂与仪器

（一）试剂组成

检测条标记有过敏原的硝酸纤维素膜，置于塑料反应槽中。洗脱液：20mL，TRIS/NaCl，可稀释成500mL的清洗液，pH=7.5；抗人IgE

抗体：4mL，标记有生物素的，含0.1%NaN_3；链霉亲和素：4mL，连接有碱性磷酸酶；BCIP/NBT4mL。

（二）仪器

符合CE标准的XXX免疫印迹法半自动操作仪。

五、操作步骤

（1）检测试剂量，保证试剂量充足，试剂和样本恢复到室温（18～25℃）。

（2）将所需试剂条标注后固定在试剂条架上，用缓冲液湿润膜条，再把试剂条架固定在支持平板上。（注意：标注的黑色字体不要太靠近膜条，防止读取结果时产生干扰）

（3）试剂位及清洗缓冲液位置上均放置去离子水。

（4）开机，系统提示“Bee Blot准备就绪，按‘开始’”。按“Start”键，选择1号位程序，按“Start”键开始A/B循环清洗管路。

（5）将试剂及缓冲液放置在对应位置。按“Start”键，设备开始湿润条带。

（6）湿润结束后仪器提示，取下试剂条架，手动加样，加样完成后，按“Start”键继续。

（7）实验结束后，从支持平板上取下试剂条架，用吹风机干燥试剂膜，试剂管道放入去离子水中按“Start”键开始A/B循环清洗管路。

（8）剩余试剂放回4℃冰箱。试剂条在过敏原检测仪上读数。

（9）仪器结束清洗后，按“Quit”退出程序，再关闭电源。

六、仪器校准

定期校准仪器震动频率。

七、质控

（1）自配适用于各实验室的具体要求（质量目标）的质控品。

（2）试剂膜条自带质控带（不显色为失控）。

八、结果判断

（1）肉眼判读：将已温育的湿的实验膜条置于结果判定模板中的塑料膜上，并与标志对齐。用吸水纸小心吸去水分（完全干后，膜条将黏附于塑料膜上）。将干的实验膜条上出现的与参照膜条上的标志相对应的清晰可见的条带记录在结果判定模板上，在相应抗原的位置出现白色条带为阴性。

（2）本实验室用XXX仪器软件自动判断结果。

（3）将实验膜条放置在一张特殊的工作单上。实验膜条如需长期保存，可用黏性塑料膜密封。在实验栏选择相应的实验代码，膜条上有质控带，质控带出现强的颜色反应，表明实验结果可靠。

九、生物参考区间

阴性。

十、性能参数

具体参见试剂说明书，按照相关要求对方法学进行验证。

第五节　呼吸道过敏原 12 项检测标准操作规程

一、目的

建立检测血清吸入过敏原含量的标准操作规程，保证实验结果的精确性及准确性。

二、原理

免疫印迹法：标本中过敏原特异性IgE抗体与吸附在硝酸纤维素膜上的过敏原发生抗原抗体特异性反应，形成抗原抗体复合物，标记了生物素的抗人IgE抗体与抗原抗体复合物反应，结合有碱性磷酸酶的链霉亲和素，生物素结合。碱性磷酸酶与底物BCIP/NBT发生特定的酶显色反应。颜色深浅与血清中SIgE抗体含量成正比。

三、标本要求

（1）抽取干燥管（无抗凝）静脉血3.0mL，3000r/min离心10min，取血清检测。溶血或严重脂血影响检测结果时，需重新抽血。

（2）标本的稳定性：分离血清室温8h内检测，超过时间放2～8℃，保存24h。

四、试剂与仪器

（一）试剂组成

检测条标记有过敏原的硝酸纤维素膜，置于塑料反应槽中。洗脱液：20mL，TRIS/NaCl，可稀释成500mL的清洗液，pH=7.5；抗人IgE抗体：4mL，标记有生物素的，含0.1%NaN_3；链霉亲和素：4mL，连接有碱性磷酸酶；BCIP/NBT：4mL。

（二）仪器

符合CE标准的XXX免疫印迹法半自动操作仪。

五、操作步骤

（1）检测试剂量，保证试剂量充足，试剂和样本恢复到室温（20～22℃）。

（2）将所需试剂条标注后固定在试剂条架上，用缓冲液湿润膜条，再把试剂条架固定在支持平板上。（注意：标注的黑色字体不要太靠近膜条，防止读取结果时产生干扰）

（3）试剂位及清洗缓冲液位置上均放置去离子水。

（4）开机，系统提示“Bee Blot准备就绪，按‘开始’”。按“Start”键，选择1号位程序，按“Start”键开始A/B循环清洗管路。

（5）将试剂及缓冲液放置在对应位置。按“Start”键，设备开始湿润条带。

（6）湿润结束后仪器提示，取下试剂条架，手动加样，加样完成后按“Start”键继续。

（7）实验结束后，从支持平板上取下试剂条架，用吹风机干燥试剂膜，试剂管道放入去离子水中按“Start”键开始A/B循环清洗管路。

（8）剩余试剂放回4℃冰箱。试剂条在过敏原检测仪上读数。

（9）仪器结束清洗后，按“Quit”退出程序，再关闭电源。

六、仪器校准

定期校准仪器震动频率。

七、质控

（1）自配适用于各实验室的具体要求（质量目标）的质控品。

（2）试剂膜条自带质控带（不显色为失控）。

八、结果判断

（1）肉眼判读：将已温育的湿的实验膜条置于结果判定模板中的塑料膜上，并与标志对齐。用吸水纸小心吸去水分（完全干后，膜条将黏附于塑料膜上）。将干的实验膜条上出现的与参照膜条上的标志相对应的清晰可见的条带记录在结果判定模板上，在相应抗原的位置出现白色条带为阴性。

（2）本实验室用XXX仪器软件自动判断结果。

（3）将实验膜条放置在一张特殊的工作单上。实验膜条如需长期保存，可用黏性塑料膜密封，在实验栏选择相应的实验代码，膜条上有质控带。质控带出现强的颜色反应，表明实验结果可靠。

九、生物参考区间

阴性。

十、性能参数

具体参见试剂说明书，按照相关要求对方法学进行验证。

第六节　过敏原中国组合20项检测标准操作规程

一、目的

建立检测血清过敏原含量的标准操作规程，保证实验结果的精确性及准确性。

二、原理

免疫印迹法：标本中过敏原特异性IgE抗体与吸附在硝酸纤维素膜上的过敏原发生抗原抗体特异性反应，形成抗原抗体复合物，标记了生物素的抗人IgE抗体与抗原抗体复合物反应，结合有碱性磷酸酶的链霉亲和素，生物素结合。碱性磷酸酶与底物BCIP/NBT发生特定的酶显色反应。颜色深浅与血清中SIgE抗体含量成正比。

三、标本要求

（1）抽取干燥管（无抗凝）静脉血3.0mL，3000r/min离心10min，取血清检测。溶血或严重脂血影响检测结果，需重新抽血。

（2）标本的稳定性：分离血清室温8h内检测，超过时间放2～8℃，保存24h。

四、试剂与仪器

（一）试剂组成

检测条标记有过敏原的硝酸纤维素膜，置于塑料反应槽中。

（1）酶结合物（10倍浓缩）。使用时用干净的吸管从瓶中吸取需要量用标本缓冲液1：10稀释。如可取0.15mL酶结合物用1.35mL标本缓冲液稀释（一条膜条需要量），稀释的酶结合物应在同一个工作日用完。

（2）清洗缓冲液（10倍浓缩）。使用时用干净的吸管从瓶中吸取需要量用蒸馏水1∶10稀释。如清洗一条膜条，可取1mL浓缩缓冲液用9mL蒸馏水稀释。稀释后的缓冲液应在同一个工作日用完。

（3）抗人IgE抗体10mL，标记有生物素的，含0.1%NaN_3。

（4）BCIP/NBT10mL。

（二）仪器

符合CE标准的XXX免疫印迹法半自动操作仪。

五、操作步骤

（1）检测试剂量，保证试剂量充足，试剂和样本恢复到室温（20~22℃）。

（2）将所需试剂条标注后固定在试剂条架上，用缓冲液湿润膜条，再把试剂条架固定在支持平板上。（注意：标注的黑色字体不要太靠近膜条，防止读取结果时产生干扰）

（3）试剂位及清洗缓冲液位置上均放置去离子水。

（4）开机，系统提示“Bee Blot准备就绪，按‘开始’”。按“Start”键，选择1号位程序，按“Start”键开始A/B循环清洗管路。

（5）将试剂及缓冲液放置在对应位置。按“Start”键，设备开始湿润条带。

（6）湿润结束后仪器提示，取下试剂条架，手动加样，加样完成后按“Start”键继续。

（7）实验结束后，从支持平板上取下试剂条架，用吹风机干燥试剂膜，试剂管道放入去离子水中按“Start”键开始A/B循环清洗管路。

（8）剩余试剂放回4℃冰箱。试剂条在过敏原检测仪上读数。

（9）仪器结束清洗后，按“Quit”退出程序，再关闭电源。

六、仪器校准

定期校准仪器震动频率。

七、质控

（1）自配适用于各实验室的具体要求（质量目标）的质控品。

（2）试剂膜条自带质控带（不显色为失控）。

八、结果判断

（1）肉眼判读：将已温育的湿的实验膜条置于结果判定模板中的塑料膜上，并与标志对齐。用吸水纸小心吸去水分（完全干后，膜条将黏附于塑料膜上）。将干的实验膜条上出现的与参照膜条上的标志相对应的清晰可见的条带记录在结果判定模板上，在相应抗原的位置出现白色条带为阴性。

（2）本实验室用XXX仪器软件自动判断结果。

（3）将实验膜条放置在一张特殊的工作单上。实验膜条如需长期保存，可用黏性塑料膜密封，在实验栏选择相应的实验代码，膜条上有质控带。质控带出现强的颜色反应，表明实验结果可靠。

九、生物参考区间

阴性。

十、性能参数

具体参见试剂说明书，按照相关要求对方法学进行验证。

十一、临床意义

（1）典型的过敏反应有鼻炎、结膜炎和哮喘等。接触过敏原的次数越多，过敏反应就会严重。如果发生系统性过敏反应，可能会出现危及生命的严重反应、全身性过敏反应。吸入性过敏反应可由季节性过敏原（树、草或种子的花粉）引起，也可由常年性过敏原（尘螨、霉菌孢子、宠物的唾液和皮屑）引起。

（2）除了空气传播的过敏原（如花粉、灰尘和霉菌）可引起过敏反应外，还有食物也可引起过敏反应。最常见的食物过敏原有花生、大豆、小麦、贝类、鱼、牛奶、蛋类和坚果。

（3）食物过敏反应是IgE介导的过敏反应。在摄入食物后的几个小时内可出现相应的症状。可能的症状为唇、舌、喉部灼痛或瘙痒，恶心，腹部痉挛，腹泻和红斑，甚至可出现哮喘、气短、心动加速、恐慌和精神错乱。有时坚果、贝类、鱼和花生甚至能引起全身性过敏反应或者致死性过敏反应。由于保守的植物性过敏原引发的IgE抗体和相关植物制作的食物或者非食物性过敏原发生交叉反应。如对于白桦树花粉过敏的患者可能对苹果、胡萝卜、芹菜、榛果、马铃薯或者猕猴桃过敏。

（4）许多过敏原是含有低聚糖侧链的糖蛋白类，这些侧链结合在过敏原的蛋白骨架上。有时，患者体内会产生针对这种糖类结构的抗体。CCD是“引起交叉反应的糖类抗原决定簇”的简写，普遍存在于大量植物或动物类过敏原中。由于他们结构的相似性，CCD可引起很强的交叉反应。尽管目前对抗CCD类IgE抗体的重要性还不是十分清楚。但大多数情况下，认为它们与诊断无关，但同时又对体外诊断阳性结果的解释造成影响。因此，引入抗CCD类的特异性IgE检测可能会提供有用的信息。尤其是当IgE结果与临床表现不符时，会为我们解释结果提供帮助。

05

遗传性疾病分子检验项目操作规程

第一节　Y染色体微缺失检测标准操作规程

一、目的

规范Y染色体微缺失检测，以保证检测结果的准确、可靠。

二、原理

通过使用15对PCR引物对Y染色体微缺失相关的无精子症因子（AZF）基因进行多重PCR和琼脂糖凝胶电泳，然后根据电泳条带进行结果判断。该方法覆盖所有AZF区域的15个序列标签位点（STS）的序列标签，其中AZFa有2个序列标签，AZFb有6个序列标签，AZFc有5个序列标签，AZFb/c有1个序列标签，还有一个SYS2序列标签。同时使用1对PCR引物扩增Y染色体性别决定区（SRY）基因，作为内控。

三、样本类型与患者准备

（一）样本类型

EDTA或抗凝全血，静脉血5mL。

（二）标本采集、保存与运输

采血后及时送检和检测。抗凝全血标本室温放置不超过3天，保存于2～8℃冰箱不超过7天，−18℃存放不超过3个月，应避免反复冻融。冰壶或泡沫箱加干冰或冰袋密闭运输，在途时限不超过7天。

四、试剂与仪器

（一）仪器

C1000 Thermal cycler PCR仪或AB9700PCR仪等、DYY-6C等型号

核酸电泳仪等。

（二）试剂

（1）提取试剂：DP315血液基因组DNA提取试剂盒（天根生化科技有限公司）。

（2）扩增试剂：由亚能生物技术（深圳）有限公司生产的试剂盒（表5—1）。

表5—1　扩增试剂

组分名称	规格	数量	保存条件
PCR 反应液 I（紫）	14μL	25 管	－18℃以下
PCR 反应液Ⅱ（白）	14μL	25 管	
PCR 反应液Ⅲ（蓝）	14μL	25 管	
PCR 反应液Ⅳ（黄）	14μL	25 管	
正常男性 DNA	10μL	1 管	
纯水	1.2mL	1 管	

（3）自备试剂：无水乙醇、50×TAE、溴酚蓝、2.0%琼脂糖凝胶、核酸染料等。

五、操作步骤

（一）核酸提取（标本处理区）

（1）在200μL抗凝血中加入20以蛋白酶K，加入200μ的缓冲液GB，充分颠倒混匀56℃水浴10min，中途上下混匀几次。

（2）加入2000μL的无水乙醇，充分颠倒混匀，将液体移500μL至吸附柱CB3中（吸附柱放入收集管中），13000r/min离心1min。

（3）倒去收集管中液体，加5000μL，缓冲液GD至吸附柱内，13000r/min离心1min。

（4）倒去收集管中液体，加7000μL漂洗液PW至吸附柱内，13000min离心30s。

（5）倒去收集管中液体，加500μL漂洗液PW至吸附柱内，

13000r/min离心3min。

（6）将吸附柱移入一个干净的离心管中，加入2000μL的洗脱缓冲液TB，13000/min离心1min，将溶液收集到离心管中，即为所提取的DNA。

（二）试剂准备（试剂准备区）

根据检测数量Y=n份待检样本数+1份阳性对照+1份阴性对照，从试剂盒中取出PCR反应液管Ⅰ、Ⅱ、Ⅲ、Ⅳ各Y管，取出正常男性DNA，均置于室温融化，5000r/min离心2s，在管盖上做好标记。

（三）加样（标本制备区）

（1）在反应管上做好标记，按表5－2加样，终反应体积为25L，低速离心数秒。转移至扩增和产物分析区。

表5－2　反应管加样

	Ⅰ管（紫）	Ⅱ管（白）	Ⅲ管（蓝）	Ⅳ管（黄）
待检样本DNA	1μL	1μL	1μL	1μL
纯水	10μL	10μL	10μL	10μL

（2）阳性对照为试剂盒中的正常男性DNA，无须提取直接使用。

（3）阴性对照为纯水。

（四）PCR扩增（扩增和产物分析区）

PCR扩增循环条件（PCR仪请使用热盖，如无，反应管中需滴加石蜡）为50℃ 10min、95℃ 15min、94℃ 30s、58℃ 60s（循环35次），72℃ 60s，72℃ 10min。扩增结束后转移至电泳室。

（五）结果分析（电泳室）

（1）制备2.0%琼脂糖凝胶（内加适量核酸染料），取10mLPCR产物（1mm×3mm上样孔：4μLPCR产物，可根据上样孔的大小做适当调整），跟适量溴酚蓝混合后加入上样孔进行电泳。

（2）先用8V/cm电泳约3min使DA迁移出上样孔，再降低电压至

4V/cm电泳约3min，可根据具体情况适当调整电泳时间。

（3）电泳结束后，将琼脂糖凝胶放入凝胶成像系统观察，条带与对照比较得出结果。

六、质量控制

阴性对照以水为模板应无任何扩增条带，阳性对照以正常男性DNA为模板扩增结果满足参考值要求。

七、结果判断

电泳条带与基因型的对应关系见表5—3。

表5—3　电泳条带与基因型的对应关系

Ⅰ管（紫色）			Ⅱ管（白色）		
STS	产物	座位	STS	产物	座位
SRY	472bp	/	SRY	472bp	/
sY254	400bp	AZFc	sY84	326bp	AZFa
sY143	310bp	AZFb	sY239	200bp	AZFc
sY242	233bp	AZFc	sY152	125bp	AZFc
sY255	126bp	AZFc	/	/	/
Ⅲ管（蓝色）			**Ⅴ管（黄色）**		
STS	产物	座位	STS	产物	座位
SRY	472bp	/	SRY	472bp	/
sY86	320bp	AZFa	sY134	301bp	AZFb
sY127	274bp	AZFb	sY82	264bp	/
sY145	140bp	AZFb/c	sY1288	227bp	AZFb
sY124	109bp	AZFb	sY133	177bp	AZFb

八、临床意义

（1）本项目常规检测的适应证包括：男性不育症患者选择单精子卵泡浆内注射或体外受精生育子代前、非梗阻性无精子症患者、严重少精子症患者、男性不育症患者手术前、原因不明的男性不育症患者用药前、无精子症患者进行睾丸活检前。

（2）推荐检测的适应证包括：少精子症患者、精子密度正常但原因不明的男性不育症患者、男性不育伴隐睾和（或）精索静脉曲张的患者、不明原因习惯性流产患者。

九、注意事项

（1）PCR反应液和正常男性DNA阳性对照应避免反复冻融。

（2）在运输过程中会有PCR反应液附着在管壁或管盖上，因此，使用前瞬时离心，以保证PCR体系的体积并排除潜在的污染。

（3）每次检测务必设置阳性和阴性对照。

（4）PCR反应液呈黄色至紫红色，为正常现象，不影响PCR扩增结果。

第二节　PAH基因突变检测标准操作规程

一、目的

规范苯丙氨酸羟化酶（PAH）基因突变检测，以保证其检测结果的准确、可靠，有助于提高苯丙酮尿症（PKU）的检出率。

二、原理

采用PCR扩增和基因测序方法检测PAH基因突变。

三、样本类型与患者准备

（1）样本类型：EDTA或抗凝全血，静脉血5mL。

（2）标本采集、保存与运输：采血后及时送检和检测。抗凝全血标本室温放置不超过3天，保存于2～8℃冰箱不超过7天，－18℃存放不超过3个月，应避免反复冻融。泡沫箱加干冰或冰袋密闭运输，在途时限不超过7天。

四、试剂与仪器

（一）仪器

C1000Thermalcycler或AB700等型号PCR仪器、ABI3500测序仪E-Gel琼脂糖凝胶系统等。

（二）试剂

（1）提取试剂：DP315血液基因组DNA提取试剂盒（天根生化科技有限公司）。

（2）DNA凝胶回收试剂盒。

（3）美国Lie公司Big Dye测序反应试剂盒，主要为Big DyeMix，包括PE四色荧光标记的dNTP和普通dNTP、AmpliTaq Dnapolymerase FS、反应缓冲液等。

五、操作步骤

（一）核酸提取

（1）在200μL抗凝血中加入20蛋白酶K，加入200μL的缓冲液GB，充分颠倒混匀56℃水浴10min，中途上下混匀几次。

（2）加入200μL的无水乙醇，充分颠倒混匀，将液体移500μL至吸附柱CB3中（吸附柱放入收集管中），13000r/min离心1min。

（3）倒去收集管中液体，加500μL缓冲液GD至吸附柱内，13000r/min离心1min。

（4）倒去收集管中液体，加700μL漂洗液PW至吸附柱内，13000r/min离心30s。

（5）倒去收集管中液体，加500μL漂洗液PW至吸附柱内，13000r/min离心3min。

（6）将吸附柱移至一个干净的离心管中，加入200μL的洗脱缓冲液TB，13000r/min离心1min。将溶液收集到离心管中，即为所提取的DNA。

（二）PCR核酸扩增

（1）准备已做好标记的PCR反应管若干，分别取上述处理的样本2μL，再分别加入10μL2×Premix、1.0μL引物、7μL灭菌去离子水，反应总体积为20μL；盖紧管盖，低速离心数秒，放入PCR扩增仪内进行扩增。同时设立阳性（GAPDH）及阴性对照（超纯水）。

（2）PCR仪扩增循环条件见表5−4。选择程序，开始运行。

表5－4 PCR仪扩增循环条件

步骤	循环	温度	反应时间
1	1	42℃	5min
2	1	95℃	3min
		94℃	30s
3	40	56℃	50s
		72℃	1min
4	1	72℃	10min
5	1	4℃	

（3）扩增结果分析：扩增结束后，取10μLPCR产物采用2.0%琼脂糖凝胶电泳，以DNAmarker作为核酸分子量参照，电泳结束后采用凝胶成像系统拍照成像并保存。

（三）DNA胶回收

按胶回收试剂盒操作，对目标条带扩增产物进行胶回收。

（四）DNA产物测序反应

参照DNA测序仪操作步骤，对回收的目标扩增产物进行Big Dye测序与测序反应纯化后上DNA测序仪进行测序反应。

六、质量控制

以管家基因GAPDH为阳性对照，超纯水为阴性对照，每批次测试均加入阴性和阳性对照品，全程监控PCR和测序反应过程。

七、结果判断

（1）ABI3500Dx型基因分析仪，采用毛细管电泳技术取代传统的聚丙烯酰胺平板电泳，应用该公司专利的四色荧光染料标记的ddNTP（标记终止物法），分析软件可自动将不同荧光转变为DNA序列，从而达到DNA测序的目的。

（2）分析数据：导出数据，打开Myoblast软件，将测序结果与标准序列进行比对，确定检测片段是否存在基因突变；切割并保存相应的序列比对和测序图。

（3）报告发布：根据不同的基因突变情况制作相应的PAH基因突变检测报告单审核并发布。

八、临床意义

对PAH基因突变进行分析诊断，通过对先证者及其家系的研究，确定致病基因的突变或与致病基因连锁的多态标记，从而进行直接或间接的诊断，确认突变，查出携带者。可以在PKU症状出现前确诊患者，及时采取治疗措施。

九、注意事项

（1）外周血未加抗凝剂、血液保存时间过长、核酸酶污染或洗脱液偏酸性均可导致外周血DNA提取质量较低。

（2）盐浓度过高或蛋白质未除干净有残留有机溶剂均可导致DNA的PCR扩增不成功。

第三节　遗传性耳聋基因检测（PCR 芯片法）标准操作规程

一、目的

规范遗传性耳聋基因突变检测的操作，以保证检测结果的准确性和可靠性。

二、原理

利用PCR-生物芯片法检测临床常见的4个基因（GJB2、GJB3、SLC26A4、mit12sNA）9个位点的基因型。

三、样本类型与患者准备

（1）样本类型：EDTA或抗凝全血，静脉血2mL，不可用肝素抗凝血。

（2）标本采集、保存与运输：采血后及时送检和检测。抗凝全血标本保存于2～8℃冰箱可存放5天，−20℃存放不超过2年，−80℃可长期保存，应避免反复冻融。

四、试剂与仪器

（一）仪器

××基因扩增仪、××芯片杂交仪、××芯片洗干仪、××微阵列芯片扫描仪。

（二）试剂

XX公司的××试剂盒，以及XX公司生产的耳聋基因检测试剂盒（芯片法）。

五、操作步骤

（一）全血 DNA 提取

（1）400μL K_2-EDTA抗凝全血样本加入800μL细胞裂解液CL，颠倒混匀，130r/min离心1min，吸去上清，留下细胞核沉淀（如果裂解不彻底，重复上述步骤1遍），向离心收集到的细胞核沉淀中加入200μL缓冲液GS，振荡至彻底混匀。

（2）加入20μL蛋白酶K溶液，混匀。

（3）加入20μL缓冲液GB，充分颠倒混匀，56℃水浴10min，其间颠倒混匀数次，直至溶液变清亮。

（4）加入200μL无水乙醇，充分混匀后（此时可能会出现絮状沉淀）加入吸附柱CB3中（吸附柱放于新的收集管中），13000r/min离心1min，倒掉收集管废液，CB3吸附柱放回收集管中。

（5）吸附柱加入500μL缓冲液GD，13000r/min离心1min，倒掉收集管的废液，吸附柱放回收集管中。

（6）向吸附柱加入600μL漂洗液PW，13000r/min离心1min，倒掉收集管的废液，吸附柱放回收集管中，重复1次，13000r/min离心2min，室温静置3～5min以彻底晾干吸附柱中残余的漂洗液。

（7）将吸附柱CB3转入新的1.5mL离心管中，向吸附膜中间悬空滴加100μL洗脱缓冲液TB，室温放置3～5min，13000r/min离心2min，将溶液收集至离心管中。DNA产物20℃保存以防DNA降解。

（二）扩增试剂准备

从试剂盒B部分中取出PCR扩增试剂A1、A2、B1、B2，自然解冻后涡旋振荡，使其完全混匀，瞬时离心至管底。根据样本数目，按下表比例取出PCR扩增引物混合物（A1和B1）和PCR扩增试剂混合物（A2和B2），分别充分混合后，按17μL进行分装（表5—5）。

表 5-5　PCR 扩增体系

标记	反应物	体积（μL）	标记	反应物	体积（μL）
A1	PCR 扩增引物混合物 A1	12.5	B1	PCR 扩增引物混合物 B1	12.5
A2	PCR 扩增试剂混合物 A2	4.5	Li2	PCR 扩增试剂混合物 B2	4.5
	基因组 DNA（100 ~ 200ng）	3.0		基因组 DNA（100 ~ 200ng）	3.0
合计		20.0	合计		20.0

（三）PCR 扩增

遗传性耳聋基因检测PCR扩增程序如表5—6。

表 5-6　遗传性耳聋基因检测 PCR 扩增程序

温度（℃）	37	95	96	94	RAMP	55	RAMP	70	60	4
时间（S）	600	900	60	30	0.4℃ /s	30	0.2℃ /s	45	600	
循环次数由	1	1	1			32			1	

注：RAMP，PCR 仪自带的调整变温速率程序。

（四）芯片杂交

（1）从试剂盒B取出杂交缓冲液，60℃水浴融化后充分混匀，按每人份10分装。

（2）从同一模板的2个不同扩增体系A、B中各取2.5PCR产物加入对应编号的杂交缓冲液管中，充分混匀后瞬时离心。

（3）按照杂交盒、托架、芯片、盖片的顺序装配好杂交反应盒，吸取14μL杂交混合物经加样孔加入芯片点阵中，盖好盒盖并使用金属封条密封杂交盒。

（4）60℃预热××芯片杂交仪20min以上，完成后将杂交盒平稳放入杂交仪托盘，并注意将3个或6个杂交盒全部放入，以使托盘平衡。

（5）运行遗传性耳聋基因检测杂交程序，杂交条件为60℃杂交1h，转速为15r/min。

（6）从试剂盒A部分中取出洗液原液[20×柠檬酸钠（SSC）、10%十二烷基硫酸钠（SDS）]，配制洗液Ⅰ→依次将蒸馏水、20×SSC、10%SDS按照975：15：10的比例加入并混合；洗液Ⅱ→将蒸馏水、20×SSC按照997：3的比例混合。

（7）预热SlidewasherTM8芯片洗干仪，待仪器屏幕显示“请放入芯片进行洗涤”的对话框时即可放入完成杂交的芯片，运行遗传性耳聋基因检测洗涤程序进行洗涤，待洗涤完成后仪器屏幕显示“请将芯片放入甩干仓”时，即可将芯片对称的放入甩干仓，点击确定开始甩干。

六、质量控制

试剂盒自带内置质控，质控结果与预期不符合为实验失效，需重新实验。

七、结果判定

（1）开启扫描仪，运行遗传性耳聋基因检测基因芯片判别系统，预热激光10min。

（2）将完成洗涤、甩干的芯片插入扫描仪插槽内，即可进行芯片扫描和结果判读。

（3）完成判读的芯片需室温避光保存，详细记录判读结果和芯片信息。

八、临床意义

遗传性耳聋主要是指基因异常所致的耳聋，这种疾病是由父母的遗传物质发生了改变并传给后代引起的，是人类最常见的感觉神经系统缺陷。不论父母方的单方或者双方是耳聋患者还是健康携带者，耳聋基因都会通过父母向子女遗传。这种疾病通过常染色体隐性、常染色体显性、X-连锁遗传和线粒体遗传等方式遗传给下一代。

九、注意事项

（1）本试剂盒检测临床常见的GJB2、GJB3、SLC26A4和mit12 SrRNA基因的9个突变位点，不能检测可能引起耳聋的其他突变。该检测结果仅作为辅助诊断指标之一，应结合其他临床和检验指标进行综合临床评估和判定。

（2）试剂盒各组分使用前请充分融化并摇匀，离心管内的试剂需离心数秒后使用。

第四节　遗传性药物性耳聋基因检测标准操作规程

一、目的

规范药物性耳聋基因突变检测的操作，以保证检测结果的准确、可靠。通过定性检测人线粒体基因组中与药物性耳聋相关的1555A>G和1494C>T突变，以辅助临床诊断及高危人群的筛查和用药指导，也可用于流行病学的调查及产前筛查、新生儿产前筛查领域。

二、原理

采用实时荧光定量PCR（real-timePCR）技术，在反应体系中加入荧光物质，扩增完成后进行熔解曲线分析，根据特定产物熔解峰的有无判断线粒体基因上是否存在1555A>G和1494C>T突变。

三、样本类型与患者准备

（一）样本类型

EDTA抗凝全血，静脉血2mL，不可用肝素抗凝血。新生儿或不便采集静脉血者可用采集足跟血血片送检。

（二）标本采集、保存与运输

采血后及时送检和检测。抗凝全血标本于2～8℃冰箱可存放5天，−20℃存放不超过2年，−80℃可长期保存，应避免反复冻融。血片运输可在信封中常温运输，全血需要采用泡沫箱加冰密封运输。

四、试剂与仪器

（一）仪器

×××实时荧光PCR分析系统。

（二）试剂

试剂盒组成如表5—7。

表 5–7　试剂盒组成

组分名称	规格	数量
核酸提取液	2mL/ 管	1
扩增反应液	18μL×20 管	1
阴性对照品	50μL/ 管	1

注：于 −20℃密封干燥条件有效期 10 个月。

五、操作步骤

（一）扩增试剂准备

取出扩增反应液管，解冻后轻微混匀。

（二）标本处理

1. 全血

（1）取100μL全血加到1.5mL离心管中，加入500μL双蒸水，剧烈振荡，室温下放置15min。

（2）13000r/min离心3min，去上清，收集沉淀（必要时可用双蒸水反复洗沉淀物直至无色或血色素很少）。

（3）沉淀中加入100μL核酸提取液（内含颗粒物质，每次吸取前充分振摇，确保将颗粒一起吸出），在诊断器上反复振荡，于56℃保温30min以上。

（4）取出后振荡，100℃保温8min，振荡后，13000r/min离心3min，上清可直接用于PCR扩增，放置4℃可保存1周。

2. 血片

（1）剪取25mm²的血片加入1.5mL离心管中，加入500μL双蒸水，剧烈振荡，室温放置15min，13000r/min离心3min，去上清（可用双蒸水反复洗至无色，载体不需去除，始终留在离心管中）。

（2）13000r/min离心3min，去上清，收集沉淀（必要时可用双蒸水反复洗沉淀物，直至无色或血色素很少）。

（3）沉淀中加入10μL核酸提取液（内含颗粒物质，每次吸取前充分振摇，确保将颗粒一起吸出），在振荡器上反复振荡，放入56℃保温30min以上。

（4）取出后振荡，100℃保温8min，振荡后，13000r/min离心3min，上清可直接用于PCR扩增，放置4℃可保存1周。

（三）配制扩增体系

取出扩增反应液管，解冻后轻微混匀，每个标本取2μL核酸加入扩增反应液管中，每次检测均设阴性对照，阴性对照加入量为2μL。

（四）PCR 扩增

按如下程序设置PCR扩增程序，其中熔解曲线分析按相应仪器默认程序（表5－8）。

表 5-8 PCR 扩增程序

温度（℃）	37	95	95	54	72	95	72	95	50
时间	5min	15min	15s	20s	20s	30s	30s	10s	10s
循环次数	/	/	40			熔解曲线 *			

注：*表示熔解曲线的程序设置。

（五）检测通道设定

同时选择SYBRGREEN通道，采集荧光点建议选择熔解曲线升温全程。

六、质量控制

熔解峰判断质控：阴性对照品应无任何目标熔解峰出现，检测标本熔解曲线应至少有质控峰出现。

七、结果判断

熔解曲线熔解峰的参考范围如表5—9所示。

表 5–9　熔解曲线熔解峰的参考范围

目标峰	温度范围（℃）
1555A>G 突变峰	73.2 ~ 76.2
1494C>T 突变峰	76.3 ~ 79.3
质控峰	80.9 ~ 86.5

八、临床意义

（1）药物中毒性耳聋（简称药物性耳聋）是指因使用某种药物或接触某些耳毒性药物而造成的耳聋，其中以氨基糖苷类抗生素造成的耳聋为多。药物性耳聋一般为双侧、永久性耳聋，往往是不可逆的。患者遗传体质的不同是其对耳毒性药物的敏感性不同的主要原因。

（2）科学研究表明，线粒体基因的突变是个体对耳毒性药物敏感的主要原因。研究表明，中国人群药物性耳聋的基因位点主要是线粒体DNA上的12Sr RNA基因的1555>G和1494C>T这两个突变。解放军总医院耳聋分子诊断中心在全国28个省市进行的聋病调查结果表明，我国聋人群体中线粒体DNA1555A>G和1494C>T突变检出率约为4.4%。

（3）对于药物性耳聋现尚无有效治疗方法，唯一的办法就是预防。通过基因检测及早发现携带者、及早对其进行干预，可有效预防药物性耳聋。本项目的适合人群如下。①聋病患者及其亲属：聋病患者通过基因检测可以及早明确病因，为临床医师提供诊断和治疗依据，并为患者提供生活和生育指导。聋病患者的亲属属于高危人群，及早进行基因筛查可以确认风险程度，避免因误用耳毒性药物而致聋，并为其生育提供指导。②已育有聋儿的夫妻对于自身听力正常，但已经生育聋儿的夫妻，进行基因检测可以查明原因，为生育健康的二胎提供生育指导。③育龄人群：育龄人群进行药物性耳聋基因检测，可以及早获悉自身是否是药物性耳聋基因突变携带者，是否会遗传给孩子，为自身及孩子的就医用药提供终身指导。对于家族中已有药物性耳聋个体的人群，更有必要进行该检测。④孕妇：对于未曾进行过药物性耳聋基因检测的孕妇，通过检测可以及早获悉自身是否是药物性耳聋基因突变携带者，提前获知孩子是否存在风险，为自身及孩子的就医用药提供终身指导。⑤儿童：如果儿童是药物性耳聋基因突变携带者，其听力是正常的，但当其使用耳毒性药物时则会发生耳聋。因此，尽早为孩子进行基因检测可以提前获知存在的风险，避免误用药物导致耳聋，为其一生的健康提供保障。⑥新生儿：目前临床所采用的一般听力测试方法并不能发现孩子是否是药物性耳聋基因突变携带者，因其刚生下来时听力是正常的，只有通过基因检测才能获知孩子是否携带有药物性耳聋基因突变，从而避免其在今后一生中误用药物而发生耳聋。⑦结核病患者：链霉素作为抗结核病的一线药物，至今仍在结核病医院中被广泛使用。大量事例表明，众多结核病患者在抗痨治疗过程中会不同程度地出现听力下降或听力损伤。因此，在结核病患者中开展药物性耳聋基因的大规模筛查非常必要。

九、注意事项

（1）本试剂盒仅用于检测1555A>G和1494C>T两种突变型。

（2）本试剂盒不适用于肝素抗凝血，肝素可抑制核酸提取，导致假阴性结果。

（3）交叉污染可导致假阳性结果的产生。

（4）引物区段的罕见新突变可能导致假阴性结果的产生。

（5）核酸溶度不宜太低，浓度低于1ng/μL时可导致假阴性结果的产生，但也不宜太高，以不超过150ng/μL为宜。

（6）厂家声明最低检出量为1ng/μL。

（7）胆红素含量在450μmol/L之内及溶血样本血清中Gb含量在109g/L之内不对检测结果产生干扰。

第五节　地中海贫血基因检测标准操作规程

一、目的

规范α地中海贫血和β地中海贫血基因检测的操作，以保证检测结果的准确性和可靠性。

二、原理

（1）DNA提取原理：通过破裂细胞膜、核膜释放DNA，在高浓度盐溶液中，核酸吸附到硅类介质表面，并在低盐溶液中洗脱下来，从而达到提取纯化目的。

（2）采用生物素标记的引物分别对α珠蛋白基因缺失及基因突变区域和β珠蛋白基因突变区域进行特异性扩增，将扩增产物与标记不同缺失或突变类型地中海贫血探针的尼龙膜在导流杂交仪上进行导流杂交，然后通过化学显色对结果进行判读（图5—1，表5—10）。

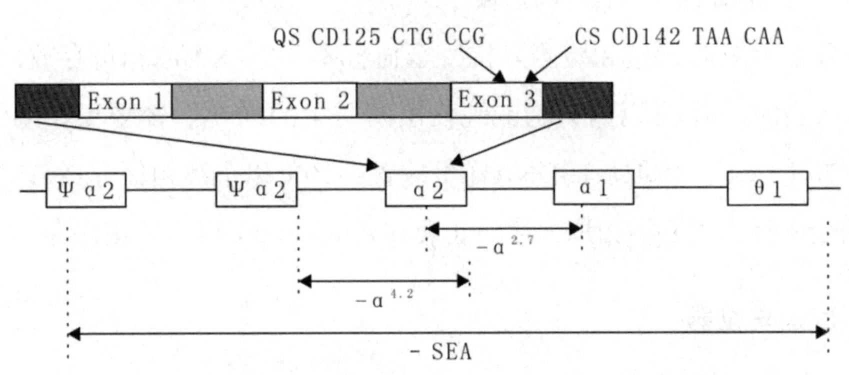

图5—1　α地中海贫血突变类型及缺失类型在基因上的位置图示

表5－10 本方法检测突变/缺失类型对照表

位点名称（β地中海贫血）	检测的突变类型	突变点简称	位点名称（α地中海贫血）	检测的缺失/突变类型
CD41-42	-TCTT	41-42M	--SEA	东南亚型（缺失片段包含2个α基因）
CIM3	G→T	43M	－α2.7	心侧缺失型（缺失一个α基因）
IVS-II-654	C→T	654M	－α4.2	左缺失型（缺失一个α基因）
CD17	A→T	17M	CS	CD142，TAA→CAA
CD14-15	+G	14-15M	QS	CD125，CTO→rG
-28	A→G	-28M		
-29	A→G	-29M		
CD71-72	+A	71-72M		
βE	G→A	βEM		
IVSI-1	G→T	IVS I-1M		
CD27-23	+C	27-28M		

三、样本类型与患者准备

（一）样本类型

EDTA抗凝全血，静脉血2mL，不可用肝素抗凝血。

（二）标本采集、保存与运输

采血后及时送检和检测。抗凝全血标本于2～8℃冰箱可存放5天，—20℃存放一个月以内，均能纯化出高质量的DNA。需要更长期保存应置70℃以下。提取后的DNA样本放置—20℃以下冰箱保存1年；检测后的全血标本离心后留取血浆，也可以放置—20℃以下冰箱保存1年。

四、试剂与仪器

（一）仪器

××基因扩增仪、×型医用核酸分子快速杂交仪。

（二）试剂

（1）血液基因组DNA提取试剂盒（离心柱型）主要组分如表5—11所示。

表 5 — 11　血液基因组 DNA 提取试剂盒（离心柱型）主要组分

试剂盒组成	规格（30 人份）	试剂主要组分
溶液 L	6mL	GuSCN<10%、Tris<10%
溶液 P	6mL	KH_2PO_2<1%，NaCl<1%
溶液 W1	11.3mL	GuSCN<l0%、EDTA<1%
溶液 W2	7.5mL	灭菌去离子水
TE 洗脱液	6mL	Tris<1%、EDTA<1%
蛋白酶 K	600μL	蛋白酶 K<2%

注：于室温（15 ~ 25℃）干燥条件保存 1 年；蛋白酶 K 于 28℃保存。

（2）PCR扩增试剂盒和杂交试剂盒组分如表5—12、表5—13所示。

表 5 — 12　PCR 扩增试剂盒主要组分

PCR 扩增试剂盒组成 （30 人份 / 盒，>20℃储存）	规格（管）	主要组分
α 地中海贫血 PCRMIX	1305μL	引物 MIX<200μmol/L $MgCl_2$<120mmol/L Tris-HCl<100mmol/L KCl 100mmol/L $(NH_4)_2SO_4$<60mmol/L dNTPs>0.7mL/L 1%TritonX-100 0.01%BSA
α 地中海贫血 DNA 聚合酶	15μL	DNA 聚合酶：5U/μL
β 地中海贫血 PCRMIX	1395μL	引物 MIX<200μmol/L $MgCl_2$<120mmol/L Tris-HCl<100mmol/L KCl<100mmol/L dNTPs>0.7mL/L 1%TritonX-100 0.01%BSA
β 地中海贫血 DNA 聚介酶	12μL	DNA 聚合酶：5U/μL
UNG 酶	3μL	UNG 聚合酶：1U/μL
阴性对照	100μL	灭菌注射用水

注：有效期 6 个月，有效期内使用。

表 5－13　杂交试剂盒主要组分

杂交试剂盒组成（30 人份 / 盒，4℃储存）	规格（管）	主要组分
杂交液	120mL	柠檬酸钠：10.06g/L SDS：1mL/L
WBI	100mL	柠檬酸钠：5.03g/L SDS：1mL/L
封阻液	32mL	Tris：6.05g/L PVP-40：0.5g/L
酶标液	16mL	AP 酶 <0.35mL/L
溶液 A	100mL	液温 >20℃：5mL/L Tris：6.05g/L
杂交膜	30 人份	探针 <200μmol/L BiodyneC 膜
NBT/BCIP	16mL	NBT/BCIP

注：不同批号试剂盒中各组分可以互换。

五、操作步骤

（一）血液基因组 DNA 提取

1. 试剂配制（在试剂准备区）

配制W_1、W_2溶液：向W_1和W_2试剂瓶中加入无水乙醇至试剂瓶标识的体积，并在试剂瓶上做“已加入无水乙醇、配制好”的标志。

2. 提取步骤（在标本处理区）

（1）取1.5mLEP管，做好标记（阿拉伯数字“6”写作中文的“六”，以避免与数字“9”混淆），加入200μL EDTA抗凝全血，全血量不足200μL者，可加入溶液P补足体积至200μL，但全血量至少需要50μL。

（2）加入20μL蛋白酶K，混匀；加入20μL的溶液L，振荡混匀，56℃温浴15～20min，其间颠倒混匀数次。

（3）加入200μL无水乙醇，充分混匀后，将液体转入带硅胶柱的2mL离心管，10000r/min离心1min，倒掉收集管中的废液，将吸附柱放入收集管中。

（4）在硅胶柱中加入500μL溶液W_1（使用前先检查是否加入无水乙醇），10000r/min离心1min，倒掉收集管中的废液，将吸附柱放入收集管中。

（5）在硅胶柱中加入500μL溶液W_2（使用前先检查是否加入无水乙醇），1000r/min离心1min，倒掉收集管中的废液。

（6）在硅胶柱中加入500μL溶液W_2（使用前先检查是否加入无水乙醇），10000min离心1min，倒掉收集管中的废液。

（7）将吸附柱放入收集管中，12000r/min空管离心3min，倒掉收集管中的废液。

（8）将吸附柱放入新的1.5mL离心管中，开盖静置1～2min，往吸附柱中心加入100μL的TE洗脱液，静置2～5min，12000r/min离心2min，弃柱得DNA。

注意：为增加基因组DNA的回收率，可将TE洗脱液稍微加热。获得的DNA应保存在20℃，以防DNA降解。

（二）PCR扩增

1. 试剂准备（在试剂准备区）

（1）α地中海贫血扩增试剂准备：从试剂盒中取出α地中海贫血PCRMIX室温下溶解，旋涡振荡混匀后，8000r/min离心1min。从试剂盒中取出α地中海贫血DNA聚合酶，8000r/min离心1min。然后按照下表配制扩增试剂（表5—14）：将配制好的扩增试剂充分混匀，8000r/min离心1min，向设定的n个PCR反应管中分别加入44μL配制好的扩增试剂，转移到样品处理区。

表 5 — 14 α 地中海贫血扩增试剂配制

43.5μLα 地中海贫血	PCRMIX+0.5μL	α 地中海贫血 DNA 聚合酶
	α 地中海贫血 PCRMIX	DNA 聚合酶
1 人份用量	43.5μL	0.5μL
10 人份用量	435μL	5μL
20 人份用量	870μL	10μL
30 人份用量	1305μL	15μL

（2）β 地中海贫血扩增试剂准备：从试剂盒中取出 β 地中海贫血PCRMIX于室温下溶解，旋涡振荡混匀后，8000r/min离心1min。从试剂盒中取出 β 地中海贫血DNA聚合酶和UNG酶，8000r/min离心1min。然后按照表5—15配制扩增试剂。将配制好的扩增试剂充分混匀，8000r/min离心1min，向设定的 *n* 个PCR反应管中均分别加入47μL配制好的扩增试剂，转移到样品处理区。

表 5 — 15 β 地中海贫血扩增试剂配制

46.5μL β 地中海贫血	PCRMIX+0.4μL	β 地中海贫血 DNA 聚合酶	+0.1μL UNG 酶
	β 地中海贫血 PCRMIX	DNA 聚合酶	UNG 酶
1 人份用量	46.5μL	0.4μL	0.1μL
10 人份用量	465μL	4μL	1μL
20 人份用量	930μL	8μL	2μL
30 人份用量	1395μL	12μL	3μL

2. 加样（在标本处理区）

在对应的PCR反应管中分别加处理好的样品DNA（20～40ng/μL），α 地中海贫血扩增试剂中加入样品DNA6μL/人份，阴性对照6μL；β 地中海贫血扩增试剂中加入样品DNA3μL/人份，阴性对照3μL，盖紧管盖，8000/min离心1min。

3. 扩增（扩增、分析区）

××基因扩增仪已设置好扩增程序，α 地中海贫血扩增程序名为DPA，β 地中海贫血扩增程序名为DPB，具体的扩增程序如图5—2所示。将各反应管按顺序置于PCR仪的扩增反应孔里，关好机盖，上机扩增。

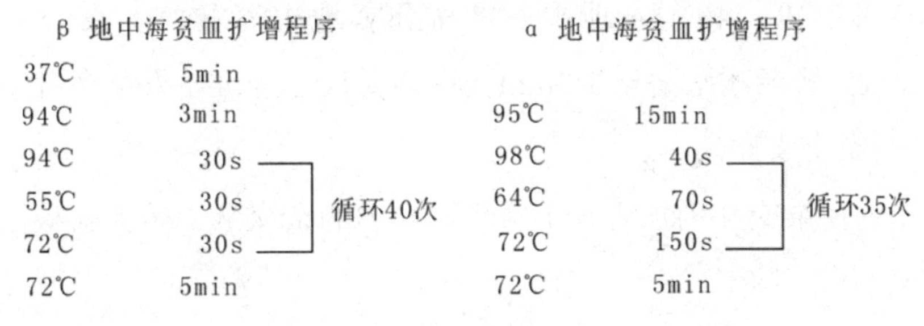

图 5－2 扩增程序

（三）膜杂交

1. 试剂准备

将杂交检测试剂平衡至室温，杂交液在使用前预热至42℃，若溶液WB1中出现沉淀，可以加热至42℃溶解。

2. 杂交仪准备

（1）打开杂交仪的电源；在杂交仪后面的废液出口处安装好废液缸。

（2）根据控制面板指示，选定“Manualmode”，按“Enter”键进入温度设定界面，输入温度为42℃后，再按“Enter”键确认并进行升温。

（3）用蒸馏水充满反应室，放置好金属多孔板并打开水泵，排出多孔板上面的水分后关闭水泵。将与实验样品数相对应孔数的塑料薄膜放置在金属多孔板上。

（4）用镊子将杂交膜放置在塑料薄膜对应开孔上，如有多余开孔则用Parafilm封口膜或废弃的杂交膜覆盖，这一步要确保杂交膜湿润且没有气泡；在杂交膜上面放置硅胶封圈和分隔室。

（5）固定好压扣盖，开泵泵走残留在膜上的液体后关泵。

3.PCR 产物杂交

（1）PCR产物（α地中海贫血和β地中海贫血）在95℃变性5～10min，然后冰水浴至少2min，在杂交仪已经准备好的条件下，于42℃进行杂交实验。

（2）在杂交孔内加入1mL预热至42℃的杂交液，盖上盖板温育至少2min后开泵排出，关闭水泵。

（3）把步骤（1）中制备的已经变性的PCR产物DNA（α地中海贫血和β地中海贫血）溶液加入0.8mL预热至42℃的杂交液中，混匀，然后加在薄膜上，盖上盖板温育30min后开泵进行导流杂交。

（4）在42℃条件下，用预热至42℃的WB冲洗膜3～4次，每次0.8mL；关闭水泵。注意以上操作均应保持杂交液温度为42℃。

（四）显色

（1）按“Esc”键进入温度修改界面，设定杂交仪温度为25℃后按“Enter”键确认。

（2）用0.5mL封阻液封闭膜，开泵排出封阻液，然后关泵，再用0.5mL封阻液封闭5min（此步骤不必等杂交仪降到25℃，一般在30℃时进行封闭）。

（3）开泵，泵出封阻液，关泵。

（4）在温度为（25±3）℃时，加入0.5mL酶标液，温育5min（以下加样在标本量大时从后面的标本倒序加样），开泵泵走所有溶液。

（5）用溶液A彻底洗膜4次，每次0.8mL，洗膜2次后设定温度为36℃。加入0.5mLNBT/BCP溶液，盖上盖板显色3～5min；开泵泵出NBT/BCIP溶液。

（6）用42℃预温的杂交液洗膜3次，每次1mL，再用2mL蒸馏水漂洗。关泵，打开压扣盖，拿走分隔室，用镊子取出杂交膜，并放在吸水纸上，在1h内分析结果。

六、质量控制

（1）每批次实验需用阴性质控品与常规样本同时检测，阴性对照检测结果应为膜条无蓝紫色斑点出现。

（2）若有1个或多个正常对照探针未出现蓝紫色斑点，同时相对应的突变位点也无出现蓝色斑点，则实验结果无效。

（3）所有正常探针和突变或缺失探针处均未出现蓝紫色斑点，该实验结果无效。

七、结果判断

（一）实验结果

本实验结果通过肉眼观察判读，膜条上的探针排列顺序如表5—16所示。

表5－16 结果判断

41-42N	17N	654N	71-72N	-28N	j3EN
41-42M	17M	654M	71-72M	-28M	3EM
43M	14-15M	IVSI-1M		-29M	
NP	CSN	QSN	α 3.7		
SEA	CSM	QSM	α 4.3		27-28M

注：表中NP为染色体上α基因的正常对照；－28M、－29M均以28N为正常对照；14－15M、17M以17N为正常对照；41－42M、43M以41－42N为正常对照；BEM、654M、71－72M、CSM、QSM分别以βEN、654N、71－72N、CSN、QSN为正常对照；IVSI－1M、27－28M未设正常对照。

根据试剂盒补充说明书，该膜条芯片尚点阵如下未获得SFDA认证，可供以下科研使用：β地中海贫血突变点IVS1-5M、31M、CapM、IntM、IVS1-M（G→A）。表5—17是IVS1-5、31M、CapM、IntM突变位点及31N正常点在膜条上的位置。

表 5–17　科研用途位点结果判断

41-42N	17N	654N	71-72N	-28N	β EN
41-42M	17M	654M	71-72M	-28M	β EM
43M	14-15M	IVSI-1M	IVS1-5M	-29M	CapM
NP	CSN	QSN	α 3.7	31N	IntM
SEA	CSM	QSM	α 4.2	31M	27-28M

（二）结果判定与常见模式

结果判定为观察整张膜条上出现的蓝紫色斑点。

（1）阴性对照检测结果膜条无蓝紫色斑点出现。

（2）若在突变或缺失检测探针处出现显色强度与相应的正常对照探针相近的蓝紫色斑点，则该位点为地中海贫血突变或缺失的杂合子。

（3）若在突变或缺失检测探针处出现蓝紫色斑点，而相应的正常对照探针处未出现蓝紫色斑点，则该位点为地中海贫血突变或缺失的纯合子。

（4）若仅在正常对照探针处出现蓝紫色斑点，则待检样品没有上述16种地中海贫血突变或缺失。

（5）若所有检测突变或缺失探针处未出现蓝紫色斑点，正常对照探针41-42N、17N654N、71-72N、-28N、BeN、NP、CSN、QSN应出现蓝紫色斑点，若有一个或多个正常对照探针未出现蓝紫色斑点，实验结果无效。

（6）若检测临床样本，所有正常探针和突变或缺失探针处未出现蓝紫色斑点，该实验结果无效。

（7）若检测临床样本，某个检测位点对应的正常探针和突变或缺失探针处都未出现蓝紫色斑点，该检测结果不能出报告，可能原因该检测位点出现新的突变或缺失类型，建议做进一步分析如测序等。

（8）IVSI-1M、27-28M为稀有突变类型，本系统未设正常对照，若检测临床样本检测结果仅报告点突变，欲了解是纯合突变或杂合突变，建议做进一步分析如测序等。

（9）IVSI-1M、27-28M未出现蓝紫色斑点，而正常探针或对应的突变探针处出现蓝紫色斑点，实验是有效的；若有一个或多个正常探针处未出现蓝紫色斑点，同时对应的突变探针处也未出现蓝紫色斑点，实验结果无效。

（10）检测结果记录于《检验科基因检验流程记录表》。

八、注意事项

（一）弱/无信号

（1）抽提的样本DNA含量很低，请仔细阅读DNA抽提说明书并严格按照操作说明书操作。

（2）确保PCR产物中DNA完全变性成单链，如有必要，在使用前再次变性PCR产物。

（3）杂交过程中未加酶标液或将封阻液与酶标液加入的顺序颠倒，导致显色失败。

（二）阴性对照出现蓝紫色斑点

（1）PCR试剂可能被污染，取5.0lPCR扩增产物进行琼脂糖凝胶电泳分析。

（2）重新进行PCR及杂交实验。

（三）膜条某些位点出现非特异性杂交斑点

（1）洗膜的温度过低，或洗膜不够充分。

（2）杂交时间过长。

（四）很高的背景

（1）可能由于封闭不足使未结合的酶标残留在膜上，确保封阻液完全覆盖整个杂交膜。

（2）可能因为没有完全将未结合的试剂清洗干净，请确保在显色过程中杂交膜充分清洗，无残留液体。

（五）杂交膜条的保存

检测后膜条做好相应标记，并用双面胶贴于笔记本保存，标记方式为日期+编号。

本试剂盒仅用于3种缺失型α地中海贫血（-SEA、-α3.7和α4.2）、2种突变型α地中海贫血（CS、QS）及11种较常见的突变型β地中海贫血的检测。

若血液学参数异常，本试剂盒检测为阴性，可能为本试剂盒检测范围之外的少见突变类型如-30M、-32M、WS等。

本试剂盒实验结果应与其他临床数据结合起来解释。

06

X 线摄影技术操作规程

第一节　X 线摄影技术操作原则

一、X 线机的使用原则

（1）了解设备的性能、规格、特点和各部件的使用及注意事项，熟悉设备的最大负载及其使用说明，保证设备在安全状态下运行。

（2）严格遵守操作规则，正确熟练地进行各项操作。

（3）在曝光过程中，不可临时调节参数，以免损坏设备。

（4）在使用过程中，注意控制台各仪表指示数值，注意设备声音，如有异常，及时关机。

（5）在使用过程中，严防机件强烈震动，在移动部件时，注意是否有障碍物。移动式X线机移动前应将X线管及各种旋钮固定。

（6）X线机如停机时间较长，需将球管预热后方可投入使用。

二、X 线机的一般操作步骤

（1）闭合外电源总开关。

（2）接通机器电源，调节电源调节器，使电源电压指示针在标准位置上。

（3）检查球管、床中心及X线影像接收器中心是否在一条直线上。

（4）根据检查需要进行技术参数选择。

（5）根据需要选择曝光条件，注意先调节毫安值和曝光时间，再调节千伏值。

（6）以上各部件调节完毕后，摆放患者投照体位，一切准备就绪后即可按下手闸曝光。

（7）工作结束后，切断机器电源和外部电源，使设备恢复到开机前状态。

三、一般摄影原则

（1）有效焦点的选择：在不超过X线管负载的原则下，尽量采用小焦点摄影，以提高照片的清晰度。

（2）焦片距及肢片距的选择：摄影时应尽量缩小肢片距，如肢体与胶片不能贴近时，应适当增加焦片距。

（3）照射野的选择：根据检查申请单检查要求和目的，合理控制照射野，避免过度照射。

（4）中心线及斜射线的应用：在重点观察的肢体或组织器官平行于胶片时，中心线垂直于胶片；与胶片不平行而成角度时，中心线应与肢体和胶片夹角的分角线垂直。倾斜中心线与利用斜射线可取得相同效果。

（5）呼气与吸气的应用：患者的呼吸动作对摄片质量有很大影响。根据不同的部位，可采用如下几种呼吸方式。

①平静呼吸下屏气：心脏、上臂、肩、肋骨、颈部及头颅等部位的摄影，因呼吸时胸廓活动，使以上部位发生移动，可在平静呼吸下屏气摄片，以避免图像模糊。

②深吸气后屏气：应用于肺部及膈上肋骨的摄影，可增加肺内含气量，提高对比度，同时使膈肌下降，使肺野暴露更广泛。

③深呼气后屏气：常用于腹部及膈下肋骨的摄影。呼气后膈肌上升，腹部体厚度减薄，使图像更加清晰。

④缓慢连续呼吸：在曝光时嘱患者做慢而浅的呼吸动作，使某些重叠的组织因呼吸而模糊，而被摄部位可较清楚地得以显示，如摄胸

骨正位摄影。

（6）滤线设备的应用：肢体厚度超过15cm或管电压超过60kV时一般需加滤过板或滤线器，如对于骨肿瘤、慢性骨髓炎，一般需加滤过板或滤线器。

（7）肢体摄影时，必须包括病变邻近一端的关节或上下两个关节。

（8）在同一张胶片上同时摄取两个位置时，肢体同一端应置于胶片同一侧，以便比较。

（9）有已知的病变摄影时，摄影野应适当加大，应包括病变的全部区域以及邻近正常组织。

（10）儿童的骨关节摄影应根据需要行两侧同时摄影，以便对照和鉴别诊断。

四、X线摄影步骤

（1）阅读申请单：仔细阅读检查申请单内容，认真核对患者姓名、年龄和性别，了解患者病史和检查目的，明确投照部位。

（2）确定摄影位置：一般根据检查申请单要求采用常规位置投照，如遇特殊病例可根据患者的具体情况加照其他位置，如切线位、轴位等。

（3）摄影前的准备：去除一切影响X线穿透的物质，如发夹、金属饰物和膏药等，有条件者换上专为患者准备的衣服。投照腹部、下部脊柱、骨盆和尿路等平片时，应事先做好肠道准备。

（4）选择胶片或影像板尺寸：应以患者检查部位的大小及临床的要求选择胶片或影像板尺寸。如为DR（Digital Radiography，数字X线摄影），则应选择合适的曝光野，避免过度照射。

（5）安置照片标记：照片标记应包括摄片日期、X线片号和左右标识等。标记应放在暗盒或影像接收器的范围内，但是不可放在诊断图像范围之内以免影响诊断。

（6）摆位和对中心线：依照部位及检查目的，按标准检查位置摆好体位。根据要求将中心线对准被摄部位，并校对胶片或影像接收器位置是否包括要求投照的肢体范围。

（7）根据需要，测量肢体厚度。

（8）训练呼吸动作：在摆位前根据要求做好呼气、吸气或屏气动作的训练，要求患者完全合作。

（9）选择焦片距：按部位要求选择好球管与胶片的距离。

（10）选择曝光条件：根据投照部位、身体厚度和机器条件，选择最佳kV、mA及曝光时间。

（11）在以上各步骤完成后，再确认控制台上各曝光条件无误后予以曝光。在曝光过程中，密切注意各仪表显示情况。

（12）曝光结束后，操作者须签名，对行特殊检查体位摄影者应做好检查体位记录。

第二节　头部X线摄影检查技术操作规程

一、头部

（一）适应证

（1）头颅先天性疾病。

（2）颅骨疾病：炎症、肿瘤及肿瘤样病变。

（3）外伤。

（4）颅内疾病：钙化性颅内占位，如脑膜瘤、海绵状血管瘤、松果体瘤、结核、寄生虫感染等。

（5）颅内压增高症。

（二）禁忌证

一般无禁忌症。

（三）注意事项

（1）患者俯卧有困难，也可以采用仰卧位摄影。

（2）如疑有颅骨病变，必要时加摄头颅切线位摄片。

（3）使用滤线栅，摄影距离为100cm。

（四）操作方法

1. 头颅正位

（1）患者俯卧于摄影床上，两臂置于头部两旁。

（2）头部正中矢状面与台面垂直并与暗盒中线重叠。

（3）听眦线与台面垂直，即两侧耳垂根部与台面呈等距离，下颌稍内收。

（4）颅顶部位于照射野的上缘下3cm，下缘包括部分下颌骨。

（5）中心线通过枕外隆凸，经眉间垂直射入暗盒（或影像接收器）1/2中心。

2. 头颅侧位

（1）患者俯卧于摄影床上，头侧转，被检侧紧贴床面。对侧前胸抬起，肘部弯曲，用前臂支撑身体。

（2）头颅矢状面与床面平行，瞳间线与床面垂直，下颌稍内收。

（3）照射野上缘超出头顶，下缘包括部分下颌骨。

（4）中心线对准蝶鞍，即外耳孔前、上方各2.5cm处，与暗盒（或影像接收器）垂直射入。

二、内听道

（一）适应证

（1）内听道性先天性疾病。

（2）内听道炎症、肿瘤及肿瘤样病变。

（3）听神经瘤引起的内听道扩大。

（二）禁忌证

一般无禁忌症。

（三）并发症

无。

（四）注意事项

患者一般不需做准备。

（五）操作方法

（1）患者取俯卧位，听眦线与正中矢状面均与台面垂直。

（2）照射野横向中线对准外眦部，纵向中线对准台面中线。

（3）中心线与台面垂直，经两外耳孔连线与正中矢状面交点上方1cm处射入照射野中心。

三、头颅汤氏位

（一）适应证

（1）枕骨和颞骨岩部的病变。

（2）听神经瘤引起的内听道扩大。

（二）禁忌证

一般无禁忌症。

（三）注意事项

若重点观察枕骨及枕骨大孔，中心线需倾斜45°。

（四）操作方法

（1）患者仰卧于摄影床上，两臂置于身旁。

（2）头正中矢状面与台面垂直并与照射野中线重叠。

（3）下颌内收，使听眦线与床面垂直。

（4）照射野上缘与头顶平齐，下缘抵下颌骨。

（5）中心线向足侧倾斜30°，对准眉间上方约10cm处射入，从枕外隆凸下方射出。

四、颅底位

（一）适应证

（1）颅底先天性疾病。

（2）颅底骨疾病、炎症、肿瘤及肿瘤样病变。

（3）外伤。

（4）颅内疾病所致颅底病变。

（5）眼、耳、鼻、鼻窦和鼻咽等部位疾病所致的颅底病变。

（二）禁忌证

严重颅底骨折患者不宜行此检查，易造成生命危险。

（三）注意事项

检查前要了解患者有无颅底骨折。

（四）操作方法

（1）患者取仰卧位，背部垫高15～20cm，髋关节和膝关节弯曲。

（2）头后仰，头顶部触及台面，听眦线尽可能平行于台面，前额用棉垫和沙袋固定。

（3）照射野上缘超出额部，下缘包括枕部隆凸。中心线向头侧倾斜15°～25°与听眶线垂直，经两下颌角连线中点射入照射野中心。

五、颅颈交界侧位

（一）适应证

（1）颅颈交界先天性疾病。

（2）颅颈交界骨源性疾病。

（3）外伤。

（4）颅后窝及上颈段疾病所致颅颈交界病变。

（5）眼、鼻、鼻窦、鼻咽等部位疾病所致的颅颈交界病变。

（二）禁忌证

一般无禁忌症。

（三）注意事项

颅颈交界位摄片患者一般不需做准备。

（四）操作方法

（1）行颅颈交界位摄片时，患者侧立或侧坐于片架前，正中矢状面与照射野平行，下颌抬高，使听鼻线与地面平行。

（2）双手置于背后并尽力下拉，使双肩下垂。照射野上缘位于枕外隆凸上6cm，下缘位于上颈椎。中心线对准照射野中心并垂直射入。

六、头颅切线位

（一）适应证

（1）颅骨凹陷性或凸起性病变的鉴别诊断。

（2）颅颈交界骨源性疾病，如炎症、肿瘤及肿瘤样病变的进一步检查。

（3）颅内病变所致颅骨凹陷性或凸起性病变。

（二）禁忌证

一般无禁忌症。

（三）注意事项

头颅切线位摄片患者一般不需做准备。被摄部位的皮肤表面应放一金属标志。

（四）操作方法

（1）头颅切线位根据病变部位摆放患者体位，目的是使病变区域（凹陷或凸起部位）与头颅边缘呈切线关系。

（2）病变颅骨边缘应置于照射野中心，使中心线垂直台面，与病变颅骨边缘相切。

七、视神经孔

（一）适应证

（1）先天性发育异常。

（2）肿瘤源性视神经孔扩大，如视神经胶质瘤、视神经鞘瘤、视网膜母细胞瘤等。

（3）眶内压或颅内压增高引起的视神经孔扩大。

（4）骨增生性疾病，如畸形性骨炎、石骨症和蝶骨嵴脑膜瘤。

（二）禁忌证

一般无禁忌症。

（三）操作方法

（1）患者俯卧于摄影床上，肘关节屈曲，两手置于胸旁。

（2）头转向对侧，将被检侧眼眶外下1/4置于照射野中心。

（3）颧骨、鼻尖、下颌隆凸三点紧靠台面，使头部矢状面与台面成53° 角，听鼻线与台面相垂直。

（4）中心线对准被检侧眼眶外下1/4处，垂直照射野1/2中心。

八、颈静脉孔

（一）适应证

（1）先天性发育异常。

（2）肿瘤源性颈静脉孔扩大，如静脉球瘤、神经瘤等。

（3）颅内压增高引起的颈静脉孔扩大。

（4）骨增生性疾病，如畸形性骨炎、石骨症等。

（5）颅底病变所致颈静脉孔扩大。

（二）禁忌证

一般无禁忌症。

（三）注意事项

颈静脉孔摄片患者一般不需做准备。

（四）操作方法

（1）患者取仰卧位，头后仰，口尽量张大，听口线垂直于台面。

（2）头正中矢状面垂直并重合于台面中心，两侧耳垂根部至台面呈等距离。

（3）照射野中心对准口裂中点。

九、副鼻窦

（一）适应证

（1）外伤。

（2）先天性发育畸形。

（3）鼻腔内异物和结核。

（4）急、慢性鼻窦炎。

（5）鼻窦息肉和囊肿。

（6）鼻窦良、恶性肿瘤。

（7）邻近部位病变的浸润。

（8）转移性肿瘤。

（二）禁忌证

临床拟诊为外伤性颈椎骨折或脱位。

（三）注意事项

一般无特殊准备。

（四）操作方法

1. 华氏位

（1）患者俯卧或立于摄影台，两手置于摄影台两边，颏部紧贴床面。

（2）头部正中面对照射野中心，并与之垂直，颏部紧靠照射野下缘，头部稍向后仰，使听眦线与床面夹角成37°。鼻尖对准照射野中心（鼻尖离台面0.5～1.5cm）使颞骨岩部投照于上颌窦的下方。

（3）照射野前缘包括前额，下缘包括颏部，或将鼻尖与上唇间的中点置于照射野中心。

（4）中心线对准鼻尖与上唇间的中点，与台面相垂直。

2. 柯氏位

（1）患者俯卧于摄影台，头部正中面对照射野中心，并与之垂直。

（2）前额和鼻部紧靠台面，使听眦线与台面垂直，将鼻根下1cm放于照射野中心。

（3）中心线向足侧倾斜23°，对准枕骨隆凸上方3cm处，通过眉间射至照射野中心。

十、颞骨岩部

（一）适应证

（1）胆脂瘤。

（2）内耳病变。

（3）听神经瘤。

（4）渗出性中耳乳突炎、急性化脓性中耳乳突炎、慢性化脓性中耳乳突炎。

（5）良、恶性肿瘤。

（二）禁忌证

一般无禁忌证。

（三）注意事项

一般无特殊准备。

（四）操作方法

1. 伦氏位

（1）患者坐于摄影台的一侧或俯卧于摄影台上，向足侧倾斜

35°，被检侧紧靠台面，头部矢状面与台面平行。

（2）患侧的耳廓向前折叠，外耳孔置于照射野中心的前上方处，下颌略前伸，遮线筒靠近头部。

（3）中心线对准照射野中心，经健侧外耳孔上方约7cm处射入。

2. 许氏位

（1）患者侧卧于摄影台上，将被检侧耳廓向前折叠，可用胶布粘住。被检侧靠于台面，头部呈侧位，前胸稍抬高，并用沙袋支撑。

（2）外耳孔置于照射野中心前方和上方1cm处，使头部矢状面与台面平行，瞳间线与台面垂直。对侧手握拳支撑下颌部或用棉垫垫平，保持头部稳定。

（3）中心线向足侧倾斜25°～30°，对准对侧外耳孔后方2cm和上方7cm处射入照射野中心。

3. 梅氏位

（1）患者仰卧于摄影台上，被检侧耳廓向前折叠，可用胶布粘住。将外耳孔放于照射野中心上方1/3处。面部转向被检侧，使头部矢状面与台面成45°角，下颌下倾，使听眦线与台面垂直。

（2）中心线：向足侧倾斜35°～45°，对准对侧眼眶上方的额部射入或向足侧倾斜10°，对准对侧眼眶上方的额部射入。

4. 斯氏位

（1）俯卧摄影台上，面转向对侧，外耳孔前2cm处放于照射野中心，将额部、鼻尖、颧骨三点紧靠台面，使头部矢状面与台面成45°，对侧听眦线与台面垂直。

（2）中心线：向头侧倾斜12°，对准被检侧的枕骨隆凸于外耳孔连线的中点，射入照射野中心。

（3）显示部位，该位置可显示颞骨岩部的后前位影像。岩骨的尖部、上缘、下缘、乳突尖部和小房、鼓室、迷路区域和内听道等都能显影。

5. 汤氏位

（1）患者仰卧于摄影台上，头部正中面对准台面中线，并与台面垂直，下颌下倾，使听眦线与台面垂直。

（2）照射野上缘与头顶相平，下缘低于下颌骨，或将枕隆突对准照射野中心上方约5cm处。

（3）中心线：向足侧倾斜30°～35°，经两侧外耳孔后上缘连线的中点射入照射野中心。

十一、颞骨茎突部

（一）适应证

（1）茎突过长以及过度弯曲，增粗，茎突舌骨韧带钙化。

（2）外伤。

（二）禁忌证

一般无禁忌证。

（三）注意事项

一般无特殊准备。

（四）操作方法

1. 茎突（双侧）前后位

（1）患者仰卧于检查台，头部顶端垫高，向足侧倾斜13°，下颌稍仰起，使听鼻线垂直于台面。头正中矢状面对照射野中线，乳突尖置于照射野中心，投照时口张大。

（2）中心线：对准鼻尖垂直射入。

2. 茎突（单侧）前后位

（1）患者仰卧于检查台，头部顶端垫高呈向足侧倾斜13°，下颌稍前伸。使听鼻线垂直于台面，然后头颅正中矢状面向对侧旋转5°。

（2）患侧乳突尖置于照射野中心外2cm处，投照时患者口应尽量张大。

（3）中心线对准患侧乳突内侧2cm处，垂直射入。

（4）此位置应分别投照双侧，以便对比。

3. 茎突侧位

（1）患者俯卧于检查台上，头侧转，被检侧贴近台面，下颌前伸，头部矢状面与台面平行。瞳间线垂直台面，患侧外耳孔置于照射野中心。

（2）中心线向头侧倾斜10°，经对侧外耳孔下方3cm处射入。

（3）显示部位：茎突显示于下颌角和颈椎间隙内。应分别投照双侧，以便对比。

十二、面骨

（一）适应证

（1）面骨肿瘤与囊肿。

（2）外伤。

（3）先天发育畸形。

（二）禁忌证

一般无禁忌证。

（三）注意事项

一般无特殊准备。

（四）操作方法

1. 后前位

（1）患者俯卧于摄影床上，双上肢上举置于头部两旁。

（2）头颅正中矢状面与床面垂直并与照射野中线重叠。

（3）头稍仰起，使听眦线与床面成45°，鼻尖部对准照射野下1/3处。

（4）中心线通过鼻根垂直射入。

2. 前后位

（1）患者仰卧于摄影台上，两臂放于身旁，头部正中面对准台面中线，并与台面垂直下颌稍向下倾，使听眶线与台面垂直，面骨与台面平行，将枕骨隆凸上方5cm处放于照射野中心。

（2）中心线：向头侧倾斜25°～30°，对准门齿咬合面射入照射野中心。

（3）此位置适用于面部严重损伤而不能俯卧的病例。

十三、颧弓

（一）适应证

（1）颧弓部外伤，了解是否存有骨折及骨折移位情况。

（2）颧弓部手术前准备。

（3）累及颧弓部的肿瘤性病变。

（4）累及颧弓部的炎性病变。

（二）禁忌证

一般无禁忌证。

（三）注意事项

（1）若患者头部后仰后听眶线不与台面平行，中心线需向足侧倾角度，倾角大小以垂直听眶线为准。

（2）观察颧骨，应按薄骨设定摄影条件。

（3）根据是否使用滤线改变摄影条件。

（四）操作方法

1. 颧弓顶颌斜位

（1）患者俯卧于检查台上，头部尽量后仰，颏部前伸，下颌放于照射野中心上方5cm处。

（2）头向对侧转15°，使头部矢状面与台面成75°。

（3）中心线向足侧内倾斜，使中心线与听眶线垂直，对准颧弓中心或眼角外方约4cm处射入照射野中心。

2. 颧弓轴位

（1）患者仰卧于检查台上，头部尽量后仰，使头顶与台面接触。

（2）听眦线尽可能与台面平行，背部可用枕头垫高。

（3）中心线稍向头侧倾斜与听眦线成95°，对准下颌角连线的中点射入照射野中心。

（4）焦片距70～100cm，用遮线筒和滤线器。

十四、鼻骨

（一）适应证

各种鼻部外伤，了解是否存有骨折及骨折移位情况。

（二）禁忌证

一般无禁忌证。

（三）注意事项

一般无特殊准备。

（四）操作方法

1. 鼻骨侧位

（1）患者俯卧于检查台上，头部成标准侧位。

（2）头部矢状面与台面平行，将鼻根下方2cm处置于照射野中心。

（3）中心线对准鼻根下方2cm处，与台面垂直。

2. 鼻骨轴位

（1）患者俯卧于检查台上，下颌部置于台面，使眉间与齿槽的连线与台面相垂直。

（2）颈部前缘置于照射野中心，中心线与台面垂直沿眉间与齿槽连线投射。

十五、下颌骨

（一）适应证

（1）外伤。

（2）肿瘤与囊肿。

（3）炎症性病变，包括化脓性下颌骨骨髓炎、物理（放射线）与化学引起的下颌骨骨坏死及继发感染的骨髓炎。

（4）下颌骨发育畸形。

（二）禁忌证

一般无禁忌证。

（三）注意事项

一般无特殊准备。

（四）操作方法

1. 下颌骨后前位

（1）患者俯卧于检查台上，两臂弯曲置于头部两侧，前额、鼻尖贴台面，颅骨矢状面垂直台面并对照射野中线，两唇咬合线对准照射野中心。

（2）中心线：对准照射野中点垂直射入。

（3）显示部位：显示下颌骨后前位影像。

2. 下颌骨侧位

（1）患者仰卧于检查台上，头侧转向患侧并贴近台面，健侧身体抬高，两肩下垂。

（2）下颌骨置于足侧垫高15°角的面板上，下颌骨体部下缘与照射野下缘平行。

（3）中心线：向头侧倾斜15°～25°，经对侧下颌角后下约1cm处，通过被检测第三磨牙射入照射野中心。

3. 下颌骨颏部颌下位

（1）患者坐于检查台一端的椅子上，下颌骨前伸，头颅矢状面垂直于照射野，颏部贴近照射野中线处，照射野前缘包括颏部。

（2）中心线：向枕方倾斜40°～50°，经过下颌联合处射入照射野中心。

十六、颞颌关节

（一）适应证

（1）外伤。

（2）颞颌关节功能紊乱、颞颌关节脱位和颞颌关节强直。

（3）肿瘤性病变累及颞颌关节。

（二）禁忌证

一般无禁忌证。

（三）注意事项

一般无特殊准备。

（四）操作方法

（1）患者俯卧于检查台上，头部转成侧位，被检侧紧靠台面，前胸稍抬高并用沙袋或枕头支撑。

（2）外耳孔置于照射野中心后方1cm和上方2.5cm处，使头部矢状面与床面平行，瞳间线与床面垂直。

（3）中心线向足侧倾斜25°～30°，对准对侧颞颌关节上方5cm处，向被检侧倾斜25°～30°，射入照射野中心。

（4）要求以同样位置摄取张口位和闭口位照片各1张，以观察关节活动情况，并应摄取两侧颞颌关节进行比较。

若用四分格专用换片器，应按换片器的使用规定执行。若专用口腔曲面体层机附有颞颌关节开闭口摄影功能时，应按机器的操作使用说明进行程序操作。

第三节　胸部X线摄影检查技术操作规程

一、胸片

（一）适应证

（1）肺部及气道病变。

（2）心脏及大血管病变。

（3）纵隔和横膈病变。

（4）胸膜和胸壁病变。

（5）肋骨骨折及骨质病变。

（6）常规体格检查。

（二）禁忌证

一般无禁忌症。

（三）注意事项

（1）对站立有困难者及婴幼儿，可采取仰卧位或半卧位摄影。

（2）常规使用高电压摄影，使用滤线器（栅比不小于10：1）。

（3）前弓位属于胸部平片的一种特殊体位，在观察肺尖病变、下胸部叶间胸膜积液及右中叶肺不张时予以采用。①当患者身体后倾角度不够时，中心线可向头侧倾斜12°，对准胸骨角与剑突联线的中点，射入照射野中心。②因该摄影体位要求患者的倾角较大，故胸片架要稳固可靠，以防患者摔伤。③婴幼儿及体弱不能配合者不宜选择该体位。④观察下胸部叶间胸膜积液及右中叶肺不张时可采用前弓位的后前向。

（4）做好患者屏气训练。

（四）操作方法

1. 后前位

（1）患者面向胸片架站立，前胸壁紧贴胸片架面板，两足自然分开，身体站稳。

（2）身体正中矢状面对准照射野中线，下颌稍仰，置于颏托之上，照射野上缘超出两侧肩部。

（3）双肘屈曲，上臂内旋，手背置于髋部，锁骨呈水平位。

（4）中心线通过第4胸椎处垂直射入。

（5）深吸气后屏气曝光。

2. 侧位

（1）患者侧立于胸片架前，被检侧靠近胸片架。

（2）两足分开，身体站稳，双上肢上举环抱头部。

（3）胸部腋中线对准照射野中线，前、后胸壁与照射野两侧缘等距离。

（4）胶片上缘应超出肩部。

（5）中心线对准第4胸椎平面的侧胸壁中点并垂直射入胶片。

（6）深吸气后屏气曝光。

3. 前弓位（前后向）

（1）患者背向摄片架直立，身体正中面或脊柱对准照射野中线。

（2）两足分开，使身体站稳。肘部弯曲，手背置于髋部，双臂尽量内旋。

（3）身体稍离开摄片架，上胸部向后仰使上背部紧贴胸片架面板，腹部向前挺出。

（4）照射野上缘须超出肩部上方约7cm。

（5）中心线向头侧倾斜12°，对准胸骨角与剑突联线的中点，垂直射入照射野中心。

（6）深吸气后屏气曝光。

二、心脏和大血管X线摄影检查

（一）适应证

（1）先天性心脏病。

（2）心脏瓣膜病、高血压性心脏病。

（3）肺源性心脏病。

（4）原发性心肌病、继发性心肌病。

（5）心包积液、缩窄性心包炎。

（6）真性主动脉瘤、假性主动脉瘤。

（7）主动脉弓发育畸形。

（8）肺梗死。

（9）肺水肿等。

（二）禁忌证

休克患者禁忌站立位拍片。

（三）注意事项

（1）取下照射野范围内各种金属物，包括饰物及衣服内织的金属丝和金属棉。

（2）告知患者保存投照位置，不可移动。

（3）训练患者吸气后屏气或保持平静呼吸。

（4）对不能站立摄片者采用半坐位或卧位摄片。

（四）操作方法

一般采用立位屏气投照，根据需要依次摄左前斜位、右前斜位和后前位或左侧位片。焦片距为2m。远距离摄影可以减少心脏和血管的放大率。

1. 后前位片

（1）患者直立，两脚分开站稳，双手反叉腰，面向胶片，胸壁贴紧胸片架。

（2）双肘屈曲臂内旋，手背置于髋部，锁骨呈水平位。

（3）中心线通过第6胸椎处垂直射入胶片。

（4）平静吸气下屏气和口服钡剂后投照。

（5）所用曝光条件比常规胸片略高。

2. 左前斜位

（1）患者立于胸像架前，胸壁左前方靠近胸片架面板。

（2）身体冠状面与胸片架面板成65° 角。

（3）右手高举抱头，左肘弯曲内旋，左手置于髋部。右前胸壁和左后胸壁与照射野边缘等距离。

（4）照射野上缘达肩部上方。

（5）中心线对准右侧腋后线第6胸椎高度处垂直射入。

（6）平静呼吸状态下屏气曝光。

3. 右前斜位

（1）患者立于胸片架前，胸壁右前方靠近胸片架面板。

（2）左手高举抱头，右肘弯曲内旋，右手置于髋部。

（3）身体冠状面与照射野成45° ~ 55°。

（4）照射野上缘超出锁骨5 ~ 6cm，左右缘包括左前胸壁和右后胸壁。

（5）中心线对准左侧腋后线第6胸椎高度处垂直射入。

（6）口服钡剂后在平静呼吸状态下屏气曝光。

4. 左侧位

（1）患者侧立于胸片架前，左侧胸壁靠近面板。

（2）双上肢上举环抱头部，前胸壁和后胸壁与胸像架面板等距离。

（3）照射野上缘应超出肩部。

（4）中心线对准第6胸椎水平侧胸壁中点垂直射入。

（5）平静呼吸状态下屏气曝光。

（6）身体冠状面与胸片架垂直，屏气和口服钡剂摄片。

三、肋骨正位 X 线摄影检查

（一）适应证

横膈上部肋骨的病变，如骨折、肿瘤及畸形等。

（二）禁忌证

一般无禁忌症。

（三）注意事项

（1）不宜采用高千伏摄影条件，使用滤线器。

（2）做好患者屏气训练。

（3）必要时加照斜位。

（4）女性患者的发辫应结于头顶以防伪影。

（5）重症患者及婴幼儿可采取仰卧位或半卧位摄影。

（四）操作方法

（1）患者面向胸片架站立，前胸壁紧贴胸片架面板，两足分开，身体站稳。

（2）身体正中矢状面对准照射野中线，下颌稍仰，置于颏托上，照射野上缘超出两侧肩部。

（3）双肘屈曲臂内旋，手背置于髋部，锁骨呈水平位。

（4）中心线通过第4胸椎处垂直射入。

（5）深吸气后屏气曝光。

第四节　腹部 X 线摄影检查技术操作规程

一、成人全腹部

（一）适应证

（1）胃肠道穿孔。

（2）胃肠道梗阻，各种原因引起的胃肠道扭转、套叠及粘连。

（3）误吞异物。

（4）腹部及腹腔内脏器创伤。

（5）肠气囊肿症（小、大肠）。

（6）腹腔内占位病变（肿瘤、炎症）等。

（7）急性胃扩张。

（二）禁忌证

（1）妊娠早期。

（2）休克者禁止取站立位摄片，可改摄仰卧水平侧位片。

（三）注意事项

腹部摄片检查一般不需特殊准备，但摄片前应让患者排尿。摄取腹部立位片时，应让患者坐或站立片刻再进行摄片，以使腹腔内游离气体自穿孔部位逸出到达膈下，游离液体沉降到下腹部，从而有利于病变显示。对危重不能站立者，可让患者取左侧卧位（右侧向上），水平前后位投照。

（四）操作方法

（1）立卧位腹部摄片应在装有活动滤线器的检查台上进行。如病情危重，必须在床旁进行摄片时，也须在片盒上放置固定滤线器，以免散射线影响照片质量。

（2）如检查食管异物或疑有食管破裂时，须摄颈部和胸部正侧位。胃肠道穿孔时须摄腹部立位平片。疑有肠道梗阻须摄腹部立位和卧位平片，急性胃扩张时摄片范围应包括下胸部。

（3）为避免肠管蠕动引起图像模糊，应尽量缩短曝光时间（需要大容量X线机）。

（4）胃肠道平片摄取范围应包括全腹部，以便能观察腹部全貌，使两侧腹壁脂线（皮下脂肪层，腹膜外脂肪层）均能显示。

（5）行仰卧前后位投照时，照射野下缘应包括耻骨联合。行直立前后位投照时，照射野上缘应包括膈肌，投照中心线对准照射野中心。

二、小儿腹部

（一）适应证

（1）先天性胃肠道狭窄或闭锁畸形、先天性肥厚性幽门狭窄和十二指肠或小肠闭锁等。

（2）小儿肠套叠。

（3）新生儿坏死性肠炎。

（4）胎粪性腹膜炎。

（5）先天性巨结肠。

（6）原因不明的婴幼儿呕吐和腹痛等。

（7）原因不明的新生儿排便障碍（腹泻、秘结）。

（8）腹部（包括后腹膜）肿块。

（9）出现腹部症状的某些胸内病变，如胸膜炎、肺炎等。

（二）禁忌证

一般无禁忌症。

（三）注意事项

小儿行胃肠道（腹部）摄片检查前一般不需做准备，但为了减少X线对患儿的辐射剂量，应根据临床表现做出病变的大致部位（食管、胃至直肠）及病因（先天性闭锁畸形、炎症）的判断，以便选择恰当的检查方法（直立、倒立等）及检查部位（上、下或全腹部），并对躯体的非投照位做好放射防护。

（四）操作方法

（1）小儿腹部摄片通常所采用的摄取位置有仰卧正位、仰卧水平侧位或站立侧位以及倒立侧位。

（2）对于存在上胃肠道闭锁畸形的新生儿，一般摄取仰卧及直立位片。

（3）对于先天性肛门闭锁者，须摄倒立侧位片，将患儿倒立1～2min后，于肛门口处放一金属标记，摄倒立侧位片。

（4）疑有新生儿胎粪性腹膜炎或婴幼儿坏死性肠炎时，则应摄仰卧前后位及水平投照侧位片，以利于发现腹内钙化、肠道梗阻、游离气腹或包裹性气腹及门静积气等征象。

（5）临床如疑有食管闭锁伴有或不伴食管气管瘘或膈疝时，则需加摄胸部正侧位片。

（6）腹部摄片应包含两侧腹壁。上腹部摄片则应包括横膈、肝脏。下腹部摄片则应包括全部小骨盆腔。

三、泌尿生殖系统

（一）适应证

（1）泌尿系统结石。

（2）泌尿生殖器官及肾上腺钙化（如结核、肿瘤和动脉瘤）。

（3）泌尿生殖系统占位，如肿瘤、脓肿和炎性肿块。

（4）其他占位，如后腹肿瘤、脓肿和炎性肿块。

（5）外伤。

（二）禁忌证

妊娠早期。

（三）注意事项

除急诊外应先做检查前准备。

（1）检查前2～3d禁用不透X线的药物，如硫酸钡、钙片等。

（2）检查前1d予以少渣饮食。

（3）检查前晚服轻泻剂。

（4）若服轻泻剂不见效，在检查前1～2h行清洁灌肠。

（四）操作方法

（1）仰卧前后位：患者仰卧，双膝屈曲，于呼气末屏气进行曝光。侧位：患者取左侧卧位或右侧卧位，两膝屈曲，于呼气末屏气曝光。

（2）常规泌尿系统摄片应包括两侧肾上腺、肾脏、输尿管、膀胱及后尿道，上界从第11胸椎开始，下界稍低于耻骨联合。

第五节　四肢、脊柱和软组织X线摄影检查技术操作规程

一、四肢

（一）适应证

（1）外伤。

（2）感染。

（3）肿瘤和肿瘤样病变。

（4）先天性畸形。

（5）关节病变。

（6）骨骼生长障碍。

（7）营养障碍性骨病。

（8）内分泌性骨病。

（9）骨中毒性疾病。

（10）其他，如累及到骨骼的全身性疾病。

（二）禁忌证

怀孕早期不宜摄片。

（三）注意事项

（1）去除摄片范围内影响X线穿透的体外异物（固定骨折的器具除外）。

（2）观察骶尾及骨盆骨病变时，如肠内容物过多，可行清洁灌肠。

（3）注意非摄片区域重要脏器的X线防护。

（四）操作方法

1. 手后前位

（1）患者侧身坐于摄影台一侧，肘部弯曲约成直角，掌面紧贴床面，将第3掌骨头置于照射野中心，各手指自然分开。

（2）中心线对准第3掌骨，与床面垂直。

2. 手后前斜位

（1）患者侧身坐于摄影台一侧，肘部弯曲约成直角，将小指和第5掌骨靠近照射野外缘，手置于侧位，然后将手内旋使手掌与台面约成45°。各手指均匀分开稍弯曲，指尖靠床面上。

（2）中心线对准第5掌骨头并与床面垂直，这样可利用斜射线，使掌骨头不至过多重叠。

3. 腕关节后前位

（1）患者侧身坐于摄影台一侧，肘部弯曲成直角，腕关节置于照射野中心，手呈半握拳状，拳面向下，使腕部掌面与床面靠紧。

（2）中心线对准尺骨和桡骨茎突联线中点并与床面垂直。

4. 腕关节侧位

（1）患者侧身坐于摄影台一侧，患臂侧向伸直，将第5掌骨和前臂尺侧紧靠床面，手指稍屈曲，尺骨茎突置于照射野中心。

（2）中心线对准桡骨茎突并与床面垂直。

5. 肘关节侧位

（1）患者坐于摄影台前，患臂前伸，肘部弯曲约90°，肘关节置于照射野中心，手掌面对患者，肩部尽量放低并与肘关节相平。

（2）中心线对准肘关节中心并与床面垂直。

6. 肘关节前后位

（1）患者坐于摄影台一侧，前臂伸直，手掌向上，尺骨鹰嘴突置于照射野中心，肘部背侧紧靠床面，肩部放低，尽量与肘关节相平。

（2）中心线对准肘关节中心并与台面垂直。

7. 肩关节前后位

（1）患者仰卧于摄影台上，被检测上肢伸直且稍向后外展，手掌向上，将患者对侧肩部和髋骨垫高，头部转向被检侧，使被检侧肩部紧靠床面，照射野上缘超出肩部上方2cm，外缘超出上臂软组织。

（2）中心线对准喙突并与床面垂直。

8. 足前后位

（1）患者仰卧或坐于摄影台上，对侧下肢伸直或弯曲，被检侧膝部弯曲，足底部紧靠床面，照射野上缘包括足趾，下缘包括足跟，第3跖骨底部置于照射野中心，照射野长轴与足部长轴相平行。

（2）中心线对准第3跖骨底部并与床面垂直，向足侧倾斜15°，经第3跖骨中心射入照射野片中心。

9. 足前后内斜位

（1）患者仰卧或坐于摄影台上，被检侧膝部稍弯曲，足底部靠床面，照射野上缘包括足趾，下缘包括足跟，第3跖骨底部对准照射野中心，照射野长轴与足部长轴相平行，对侧下肢自然伸直，然后将被检侧下肢向内倾斜，使足底与床面成30°～50°。

（2）中心线对准第3跖骨底部垂直射入。

10. 跟骨侧位

（1）患者侧卧于摄影台上，被检侧靠台面，对侧下肢向前上方弯曲，被检测足部外侧紧靠床面，跟骨置于照射野中心，膝部稍弯曲，略垫高，跟骨放平不动。

（2）中心线对准跟距关节并与床面垂直。

11. 跟骨轴位

（1）患者仰卧或坐于摄影台上，对侧膝部弯曲，被检侧下肢伸直，踝关节置于照射野中心，踝部尽量弯曲向足背方牵拉，如患者踝部不能弯曲，可将下肢用沙袋垫高，使足部长轴与床面垂直。

（2）中心线向头端倾斜35°～45°，对准第3跖骨底部射入照射野中心。

12. 踝关节前后位

（1）患者仰卧或坐于摄影台上，对侧膝部弯曲，被检侧小腿伸直，将踝关节置于照射野中心，小腿长轴与照射野长轴平行。

（2）中心线对准内外踝连线上方1cm处并与床面垂直。

13. 踝关节侧位

（1）患者侧卧于摄影台上，被检侧靠近台面，对侧下肢跨过被检测肢体向上方弯曲。被检侧下肢伸直。踝部外侧紧靠床面，膝部略垫高，足跟放平，使踝关节成侧位。将外踝上方1cm处置于照射野中心，小腿长轴与照射野长轴平行。

（2）中心线对准内踝上方1cm处射入胶片中心。

14. 膝关节前后位

（1）患者仰卧或坐于摄影台上，小腿伸直，照射野于被检侧膝关节下方，髌骨下缘对准中心，小腿长轴与胶片长轴平行。

（2）中心线对准髌骨下缘射入。

15. 膝关节侧位

（1）患者侧卧于摄影台上，被检侧靠近台面，对侧下肢向前下方弯曲，被检侧膝部稍弯曲，膝部外侧紧靠床面，髌骨下缘置于胶片中心，前缘皮肤、髌骨与床面垂直。

（2）中心线对准胫骨上端并与床面垂直。

16. 髋关节前后位

（1）患者仰卧于摄影台上，下肢伸直，足向内斜，脚趾向内侧靠拢，股骨头置于照射野中心（髂前上棘及耻骨联合上缘连线中点向下2.5cm处）。

（2）中心线对准股骨头射入照射野中心。

17. 髋关节仰卧水平侧位

（1）患者仰卧于摄影台上，将其臀部垫高，面板（IP板或暗盒）在台面竖立放置并紧靠被检侧髋部外侧，将髋部垫高到与面板中线等高水平，胶片上缘包括髋臼，下缘与躯干成45°～55°角，使胶片长轴与股骨颈长轴相平行。对侧髋部和膝部弯曲，使股骨与躯干垂直，以免挡住X线。

（2）中心线呈水平方向对准股骨颈并与面板垂直。

二、脊柱

（一）适应证

（1）脊柱外伤，观察骨折情况和脊柱移位情况。

（2）脊柱侧弯、曲度异常和后突畸形。

（3）脊髓压迫症，了解脊髓压迫平面的脊椎有无病变。

（4）先天性脊椎发育畸形，了解畸形的形态和类型。

（5）脊柱感染、脊柱结核和脊柱化脓性炎等。

（6）伴有脊椎病理改变的先天性疾病、遗传性疾病和代谢性疾病，如黏多糖病、软骨发育不全、成骨不全和骨质疏松等。

（二）禁忌证

怀孕早期不可施行摄片。

（三）注意事项

（1）对患者行上部颈椎或张口位投照时，应除去其口内的活动义齿。

（2）对患者行下部脊柱投照时，应避免过多的肠内容物的重叠，必要时应做好清洁灌肠。

（3）对脊柱具有生理曲度的，投照时应尽量矫正，使X线与病变区椎体边缘与椎间隙相平行，以减少失真和重叠。

（四）操作方法

1. 颈椎前后位

（1）患者仰卧于摄影台上，颈椎棘突对准台面中线，下颌仰起，使上颌咬合面与乳突尖联线垂直于台面，听眶线与台面成70°角，照射野上缘包括外耳孔上1cm，下缘包括第1胸椎。

（2）中心线向头侧倾斜10°，通过甲状腺软骨射入。曝光时屏气。

2. 颈椎侧位

（1）患者侧立或仰卧于摄影台上，一侧肩部抵于照射野下缘，下颌稍仰起，使下颌升支不与颈椎重叠，两肩尽量下垂，避免与下部颈椎相重叠。照射野上缘超出外耳孔，下缘包括第1颈椎，颈椎部软组织前后缘中点对准照射野中心。胶片距180～200cm。

（2）中心线通过甲状软骨颈椎前后缘联线中点垂直射入。

3. 颈椎前后斜位

（1）患者仰卧于摄影台上，身体冠状面与台面成45°～50°角。两肩尽量下垂。胶片上缘包括枕外隆凸，下缘包括第2胸椎，此位置也可采用仰卧位。一般要摄取双侧便于对比。

（2）中心线向足侧倾斜15°～20°，对准第4颈椎射入胶片中心。摄取仰卧位时中心线向头侧倾斜。

4. 胸椎前后位

（1）患者仰卧于摄影台上，身体正中矢状面对准台面中线并与台面垂直，照射野上缘包括第7颈椎，下缘包括第1腰椎，屏气曝光。

（2）中心线对准第6胸椎垂直射入。

5. 胸椎侧位

（1）患者侧卧于摄影台上，腰部垫棉垫，两臂上举，两髋及膝部弯曲。脊柱长轴与台面平行，棘突后缘置于台面中线外5cm，照射野上缘包括第7颈椎，下缘包括第1腰椎，屏气曝光。

（2）中心线对准第7胸椎并与床面垂直，如腰部不垫棉垫，中心线向头侧倾斜5°～10°。

6. 腰椎前后位

（1）患者仰卧于摄影台上，身体正中矢状面与台面垂直并置于台面中心，两髋及两膝弯曲，双足踏台面。胶片上缘包括第1胸椎，下缘包括部分骶骨。

（2）中心线对准第3腰椎并垂直射入胶片。

7. 腰椎侧位

（1）患者侧卧于摄影台上，双手抱头，腰背部平面与台面垂直，人体矢状面与台面平行，两髋及两膝弯曲，胶片上缘包括第12胸椎，下缘包括部分骶骨。

（2）中心线对准髂嵴上3cm，垂直射入照射野中心，腰部不垫棉垫者，中心线可向足侧倾斜10°。

8. 腰椎斜位

（1）患者仰卧于摄影台上，冠状面与台面成35°～45°角，腰椎棘突后缘置于台面中线后方5cm处。照射野上缘包括12胸椎，下缘包括部分骶骨。

（2）中心线对准第3腰椎垂直射入。

9. 骶椎前后位

（1）患者仰卧于摄影台上，身体正中矢状面对准台面中线并与之垂直。髂前上棘连线中点处置于照射野中心。

（2）中心线向头侧倾斜15°，经耻骨联合上方3cm处射入照射野中心。

10. 尾骨侧位

（1）患者侧卧于摄影台上，背部与台面垂直，尾骨对台面中线趋向于平行，尾骨后缘放于台面中线外3cm，胶片上缘包括骶椎，下缘包括尾骨尖。

（2）中心线经尾骨中点射入胶片中心。

11. 骨盆前后位

（1）患者仰卧，身体正中矢状面对准台面中心并垂直，双下肢伸直，双足脚趾靠拢，双侧髂前上棘与台面等高。胶片上缘包括髂骨嵴，下缘包括耻骨联合下3cm处。

（2）中心线对准两侧髂前上棘联线中点至耻骨联合上缘联线之中点并垂直射入照射野中心。

三、乳腺

乳腺X线摄影是特殊摄影，需要采用专用X线机，用胶片或高分辨显示屏观察来做出诊断。

（一）适应证

（1）乳腺肿块。

（2）乳腺癌高危人群普查。

（3）术前导丝定位。

（二）禁忌证

一般无禁忌证。

（三）注意事项

（1）一般乳腺摄影应在患者的乳腺非敏感期（月经干净后1周）进行。

（2）方位性标记（左、右）等放在最靠近腋窝的乳腺一侧附近。

（3）常规体位为内外斜位和头尾位，并进行双侧对照。

（4）向患者告知检查过程，说明必须予以配合的内容，特别是乳腺压迫过程，以消除不安和紧张情绪，特别是乳腺压迫要取得患者配合。

（四）操作方法

1. 内外斜位

（1）面对乳腺摄影机站立，两足自然分开站稳，乳腺托盘平面与地平面成30°～60°角，使影像接收器与胸大肌相平行。X线束方向从乳腺的上内侧到下外侧面。其角度必须调整到影像接收器与胸大肌角度相平行为止。

（2）患者成像乳腺侧的手置于手柄上并移动患者的肩部，使其尽可能靠近滤线栅的中心。技师提升被检测乳腺，向前和向内推移乳腺组织和胸大肌，使其最大限度曝光在影像内。

（3）乳腺托盘的拐角置于胸大肌后面腋窝凹陷的上方，即滤线栅拐角处位与腋窝的后缘及背部肌肉的前方。

（4）患者上臂悬在影像接收器托盘的后方，肘部弯曲以松弛胸大肌。向影像接收器托盘方向旋转患者，使托盘边缘向前承托乳腺组织和胸大肌。摄影体位要尽可能包括更多的胸大肌。

（5）向上向外牵拉乳腺，以避免乳腺与胸肌影像相互重叠。

（6）压迫板经过胸骨后压迫乳腺并转动患者，使患者的双臂和双足对着乳腺摄影设备，压迫器的上角应稍低于锁骨。当将手移开成像区域时，应该用手继续承托乳腺，直至有足够压力能保持乳腺固定在合适位置时为止。

（7）向下牵拉腹部组织以拉开乳腺下皮肤皱褶。

（8）在患者屏气状态下予以曝光。

2. 头尾位

（1）技师站在患者所被检查乳腺的内侧。

（2）技师的双手分别在乳腺上下方，轻轻将乳腺组织牵拉远离胸壁，置乳头于影像接收器托盘的中心。转动患者，直至滤线栅的胸壁缘紧靠在胸骨上。

（3）将对侧乳腺置于影像接收器托盘的拐角上。

（4）患者头部向前伸向球管侧，使前面的乳腺组织置于影像接收器上。

（5）牵拉非成像侧的乳腺于影像接收器托盘的拐角处。

（6）将乳腺后外侧缘提升到影像接收器托盘上，以显示后外侧组织。

（7）患者非成像侧手臂向前抓住手柄。

（8）嘱患者放松肩部，同时用手轻推患者后背，用手指牵拉锁骨上皮肤，以缓解压迫板加压过程中患者皮肤的牵拉感。

（9）在患者屏气状态下予以曝光。

07

CT 检查技术操作规程

第一节　头颈部 CT 检查技术操作规程

一、颅脑

（一）适应证

（1）颅脑外伤。

（2）脑血管疾病。

（3）颅内肿瘤。

（4）先天性发育异常。

（5）颅内压增高、脑积水和脑萎缩等。

（6）颅内感染。

（7）脑白质病。

（8）颅骨骨源性疾病。

（二）禁忌证

碘过敏或有严重甲状腺功能亢进症的患者不能使用碘对比剂增强扫描。

（三）操作方法及程序

1. 检查前患者的准备

（1）做好解释工作，消除患者的紧张心理状态，以取得患者合作。

（2）去除头部金属饰物，以避免伪影干扰。

（3）对于婴幼儿、外伤和意识不清及躁动不安的患者，检查前可适当给予镇静剂，防止患者摔伤及移动产生伪影。

（4）急性颅脑外伤、先天性发育异常和急性脑卒中患者可只做平扫，不必增强扫描。脑瘤、脑血管性疾病和颅内感染等需做增强CT扫描。

（5）如需要行对比增强扫描者，检查前4h应禁食但不禁水，如患者因病禁水，最好经静脉补充液体。

2. 检查方法及扫描参数

（1）平扫

①扫描体位：仰卧位，下颌内收，两外耳孔与台面等距离。

②扫描方式：横断面连续扫描。

③定位扫描：确定扫描范围、层厚和层距。

④扫描定位标记：听眦线。

⑤扫描范围：自听眦线上0～10mm连续向上扫描至所眦线上80～90mm止。

⑥扫描机架倾斜角度：根据患者头颅的位置，X线向头端倾斜适当角度，使射线方向与颅底平面平行。

⑦扫描野：20～25cm。

⑧扫描层厚：5～10mm。

⑨扫描间隔：5～10mm。

⑩成像矩阵：512×512。

⑪扫描条件：120kV，成年人150～180mAs，儿童100～120mAs。

⑫重建算法：软组织或标准算法。

（2）增强扫描

①对比剂用量：成人为50～100mL非离子型碘对比剂，儿童按体重计算的用量为2mL/kg。

②注射方式：采用高压注射器行静脉注射，注射速率一般为

2.5 ~ 3mL/s。

③扫描开始时间：对比剂注射后延迟16 ~ 20s开始行动脉期扫描，对比剂注射后延迟60 ~ 70s开始行实质期扫描。

④扫描程序和参数与平扫相同。

3. 摄片要求

（1）依次循序摄取定位、平扫和增强图像，如外伤应包括骨窗图像。

（2）病灶部位放大摄片（必要时）。

（3）测量病灶大小及病灶部位增强前后的CT值。

（4）必要时可行图像重建。

（四）注意事项

（1）扫描时用铅防护布遮盖胸腹部以减少患者所接受到的辐射剂量。

（2）患者于增强扫描结束后应继续观察20min，以防对比剂过敏反应，如无不适，方可离开，并嘱其多饮水。

二、鞍区

（一）适应证

（1）鞍内肿瘤。

（2）观察鞍区肿瘤侵犯周围组织情况。

（3）鞍区先天性发育异常。

（4）鞍区肿瘤术后复查。

（5）鞍区血管性疾病。

（6）鞍区感染。

（7）鞍区骨源性疾病。

（二）禁忌证

碘过敏或有严重甲状腺功能亢进症的患者不能使用碘对比剂增强扫描。

（三）操作方法及程序

1. 检查前患者的准备

（1）做好解释工作，消除患者的紧张心理状态，以取得患者合作。

（2）去除头部金属饰物，以避免伪影干扰。

（3）对婴幼儿、外伤和意识不清及躁动不安的患者，检查前可适当给予镇静剂，防止患者摔伤及移动产生伪影。

（4）如需要行对比增强扫描者，检查前4h应禁食但不禁水，如患者因病禁水，最好经静脉补充液体。

2. 检查方法及扫描参数

（1）扫描体位：仰卧或俯卧位。

（2）扫描方式：取仰卧或俯卧位冠状面扫描。

（3）定位扫描：确定扫描范围、层厚和层距。

（4）扫描定位标记：听眦线。

（5）扫描范围：从前床突至后床突。

（6）扫描机架倾斜角度：与鞍底垂直或与鞍背平行。

（7）扫描野：10～15cm。

（8）扫描层厚：2～3mm。

（9）扫描间隔：2～3mm。

（10）成像矩阵：512×512。

（11）扫描条件：120kV，成年人150～180mAs，儿童100～120mAs。

（12）对比剂用量：50～100mL。

（13）注射方式：采用高压注射器行静脉注射，注射速率一般为2.5～3mL/s。

（14）扫描开始时间：对比剂注入后延迟13～18s开始扫描。

（15）重建算法：软组织或标准算法。

3. 摄片要求

（1）依次循序摄取定位片及增强图像。

（2）病灶部位放大摄片（必要时）。

（3）测量病灶大小及病灶部位增强前后的CT值。

（4）必要时可行图像重建。

（四）注意事项

（1）扫描时用铅防护布遮盖胸腹部以减少患者所接受到的辐射剂量。

（2）患者所接受到的增强扫描结束后应继续观察20min，以防对比剂过敏反应，如无不适，方可离开，并嘱其多饮水。

三、内听道

（一）适应证

（1）内听道内小肿瘤。

（2）桥小脑角和内听道区域病变。

（3）内听道先天性发育异常。

（4）观察内听道内肿瘤与邻近结构的关系。

（二）禁忌证

碘过敏或有严重甲状腺功能亢进的患者不能使用碘对比剂增强扫描。

（三）操作方法及程序

1. 检查前患者的准备

（1）做好解释工作，消除患者的紧张心理状态，取得患者合作。

（2）去除头部金属饰物，以避免伪影干扰。

（3）对婴幼儿、外伤和意识不清及躁动不安的患者，检查前可适当给予镇静剂，防止患者摔伤及移动产生伪影。

（4）如需要行对比增强扫描者，检查前4h应禁食但不禁水，如患者因病禁水，最好经静脉补充液体。

2. 检查方法及扫描参数

（1）平扫

①扫描体位：仰卧位，下颌内收，两外耳孔与台面等距离。

②扫描方式：横断面连续扫描，必要时行冠状面扫描。

③定位扫描：确定扫描范围、层厚和层距。

④扫描定位标记：横断面听眶线（ABL）。冠状面外耳孔前缘和听眶线垂直线。

⑤扫描范围：颞骨前至颞骨后，自外耳孔向上至整个颞骨岩锥（横断面）。自外耳孔前缘向前至颈内动脉管水平段进行连续扫描（冠状面）。

⑥扫描机架倾斜角度：与扫描床成0°角。

⑦扫描野：20cm。

⑧扫描层厚：1.5～3mm。

⑨扫描间隔：1.5～3mm。

⑩成像矩阵：512×512。

⑪扫描条件：120kV，成年人150～180mAs，儿童100～120mAs。

⑫重建算法：高分辨率算法。

（2）增强扫描

①对比剂用量：成年人一般用量为50～100mL，儿童按体重计算的用量为2mL/kg。

②注射方式：采用高压注射器行静脉注射，注射速率一般为2.5～3.0mL/s。

③扫描开始时间：对比剂注入后20s开始扫描。

④其他扫描程序和参数与平扫相同。

3. 摄片要求

（1）依次循序摄取定位片及增强图像。

（2）病灶部位放大摄片（必要时）。

（3）测量病灶大小及病灶部位增强前后的CT值。

（4）必要时可行图像重建。

（四）注意事项

（1）扫描时用铅防护布遮盖胸腹部以减少患者所接受到的辐射剂量。

（2）患者于增强扫描结束后应继续观察20min，以防对比剂过敏反应，如无不适，方可离开，并嘱其多饮水。

四、眼和眼眶

（一）适应证

（1）肿瘤，包括眼内及泪腺、眶内肿瘤和眼眶及眶部的转移肿瘤。

（2）外伤，眶骨骨折及眶内软组织损伤的诊断；眼内和眶内异物的诊断及定位。

（3）血管病变，如血管瘤、颈内动脉海绵窦瘘和静脉曲张等。

（4）眶内各组织炎症，如渗出性视网膜炎、视神经炎、眼外肌炎、内腺炎、眼眶蜂窝组织炎和视网膜剥离。

（二）禁忌证

（1）碘过敏或有严重甲状腺功能亢进症的患者不能使用碘对比剂增强扫描。

（2）病情严重难以配合者。

（三）操作方法及程序

1. 检查前患者的准备

（1）做好解释工作，消除患者的紧张心理状态，以取得患者合作。

（2）去除头部金属饰物，以避免伪影干扰。

（3）对婴幼儿、外伤和意识不清及躁动不安的患者，检查前可适当给予镇静剂，防止患者摔伤及移动产生伪影。

（4）训练患者闭上眼睛保持眼球固定不动，对不能闭眼的可嘱患者眼睛盯住一个目标并保持不动。

（5）如需要行对比增强扫描者，检查前4h应禁食但不禁水，如患者因病禁水，最好经静脉补充液体。

2. 检查方法及扫描参数

（1）平扫

①扫描体位：仰卧或俯卧位。

②扫描方式：横断面或冠状面连续扫描。

③定位扫描：确定扫描范围、层厚和层距。

④扫描定位标记：听眶线，冠状线。

⑤扫描范围：横断面自眶底至眶顶，必要时可根据需要扩大扫描范围：从眼球前部至海绵窦连续行冠状面扫描。

⑥扫描机架倾斜角度：与扫描床成0°角，冠状面检查时根据需要适当倾斜角度。

⑦扫描野：20cm。

⑧扫描层厚：横断面1～3mm，冠状面5mm。

⑨扫描间隔：横断面1～3mm，冠状面5mm。

⑩成像矩阵：512×512。

⑪扫描条件：120kV，成年人150～180mAs，儿童100～120mAs。

⑫重建算法：软组织或高分辨率算法。

（2）增强扫描

①对比剂用量：成年人一般用量为50～100mL，儿童按体重计算的用量为2mL/kg。

②对比剂注射方式：采用高压注射器行静脉注射，注射速率一般为2.5～3.0mL/s。

③扫描开始时间：对比剂注入后延迟20s行动脉期扫描，延迟50s行静脉期扫描。

④其他扫描程序和参数与平扫相同。

3. 摄片要求

（1）依次循序摄取定位片及增强图像。

（2）病灶部位放大摄片（必要时）。

（3）测量病灶大小及病灶部位增强前后的CT值。

（4）必要时可行图像重建。

（四）注意事项

（1）扫描时用铅防护布遮盖胸腹部以减少患者所接受到的辐射剂量。

（2）患者于增强扫描结束后应继续观察20min，以防对比剂过敏反应，如无不适，方可离开，并嘱其多饮水。

五、鼻窦

（一）适应证

（1）鼻窦癌及其他恶性肿瘤和转移瘤。

（2）良性肿瘤和鼻窦黏液囊肿。

（3）上颌骨鼻窦区的肿瘤与囊肿。

（4）外伤。

（5）化脓性鼻窦炎和鼻腔息肉。

（6）配合纤维内镜手术，为显示上颌窦开口的部位和形态。

（7）先天异常。

（二）禁忌证

（1）碘过敏或有严重甲状腺功能亢进的患者不能使用碘对比剂增强扫描。

（2）病情严重难以配合者。

（三）操作方法及程序

1. 检查前患者的准备

（1）做好解释工作，消除患者的紧张心理状态，以取得患者合作。

（2）去除头部金属饰物，以避免伪影干扰。

（3）对婴幼儿、外伤和意识不清及躁动不安的患者，检查时可遵医嘱适当给予镇静剂，防止患者摔伤及移动产生伪影。

（4）如需要行对比增强扫描者，检查前4h应禁食但不禁水，如患者因病禁水，最好经静脉补充液体。

2. 检查方法及扫描参数

（1）平扫

①扫描体位：仰卧或俯卧位。

②扫描方式：横断面或冠状面连续扫描。

③定位扫描：确定扫描范围、层厚和层距。

④扫描定位标记：听眶线，冠状线。

⑤扫描范围：横断面自上牙槽突至额窦底连续扫描，冠状面自额窦前缘至蝶窦后缘连续扫描。

⑥扫描机架倾斜角度：与扫描床成0°角或根据需要适当倾斜角度。

⑦扫描野：20cm。

⑧扫描层厚：5mm。

⑨扫描间隔：5mm。

⑩成像矩阵：512×512。

⑪扫描条件：120kV，成年人150～180mAs，儿童100～120mAs。

⑫重建算法：标准或高分辨率算法。

（2）增强扫描

①对比剂用量：成年人一般用量为50～100mL，儿童按体重计算的用量为2mL/kg。

②注射方式：采用高压注射器行静脉注射，注射速率一般为2.5～3.0mL/s。

③扫描开始时间：对比剂注入后20s开始扫描。

④其他扫描程序和参数与平扫相同。

3. 摄片要求

（1）依次循序摄取定位片及增强图像。

（2）病灶部位放大摄片（必要时）。

（3）测量病灶大小及病灶部位增强前后的CT值。

（四）注意事项

（1）扫描时用铅防护布遮盖胸腹部以减少患者所接受到的辐射剂量。

（2）患者于增强扫描结束后应继续观察20min，以防对比剂过敏反应，如无不适，方可离开，并嘱其多饮水。

六、鼻咽和颅底

（一）适应证

（1）鼻咽部肿瘤，如鼻咽癌、纤维血管瘤和脊索瘤等。

（2）鼻咽部肉芽肿性病变。

（二）禁忌证

（1）碘过敏或有严重甲状腺功能亢进的患者不能使用碘对比剂增强扫描。

（2）病情严重难以配合者。

（三）操作方法及程序

1. 检查前患者的准备

（1）做好解释工作，消除患者的紧张心理状态，以取得患者合作。

（2）去除头部金属饰物，以避免伪影干扰。

（3）对婴幼儿、外伤和意识不清及躁动不安的患者，检查前可适当给予镇静剂，防止患者摔伤及移动产生伪影。

（4）如需要行对比增强扫描者，检查前4h应禁食但不禁水，如患者因病禁水，最好经静脉补充液体。

2. 检查方法及扫描参数

（1）平扫

①扫描体位：仰卧或俯卧位。

②扫描方式：横断面或冠状面连续扫描。

③定位扫描：确定扫描范围、层厚和层距。

④扫描定位标记：听眶线，冠状线。

⑤扫描范围：横断面自上牙槽突至额窦底连续扫描，冠状面自上颌窦前缘向后连续扫描至鼻咽腔后缘。

⑥扫描机架倾斜角度：与扫描床成0°角或根据需要适当倾斜角度。

⑦扫描野：18～24cm。

⑧扫描层厚：3～5mm。

⑨扫描间隔：3～5mm。

⑩成像矩阵：512×512。

⑪扫描条件：120kV，成年人150～180mAs，儿童100～120mAs。

⑫重建算法：标准算法或高分辨率算法。

（2）增强扫描

①对比剂用量：成年人一般用量为50～100mL，儿童按体重计算的用量为2mL/kg。

②注射方式：采用高压注射器行静脉注射，注射速率一般为2.5～3.0mL/s。

③扫描开始时间：对比剂注入后延迟13～18s开始扫描。

④其他扫描程序和参数与平扫相同。

3. 摄片要求

（1）依次循序摄取定位片及增强图像。

（2）病灶部位放大摄片（必要时）。

（3）测量病灶大小及病灶部位增强前后的CT值。

（四）注意事项

（1）扫描时用铅防护布遮盖胸腹部以减少患者所接受到的辐射剂量。

（2）患者于增强扫描结束后应继续观察20min，以防对比剂过敏反应，如无不适，方可离开，并嘱其多饮水。

七、腮腺

（一）适应证

（1）良性腮腺肿瘤。

（2）恶性肿瘤。

（3）腮腺炎症及腮腺脓肿等。

（二）禁忌证

（1）碘过敏或有严重甲状腺功能亢进的患者不能使用碘对比剂增强扫描。

（2）病情严重难以配合者。

（三）操作方法及程序

1. 检查前患者的准备

（1）做好解释工作，消除患者的紧张心理状态，以取得患者合作。

（2）去除头部金属饰物，以避免伪影干扰。

（3）对婴幼儿、意识不清及躁动不安的患者，检查前可适当给予镇静剂，防止患者摔伤及移动产生伪影。

（4）如需要行对比增强扫描者，检查前4h应禁食但不禁水，如患者因病禁水，最好经静脉补充液体。

2. 检查方法及扫描参数

（1）平扫

①扫描体位：仰卧或俯卧位。

②扫描方式：横断面或冠状面连续扫描。

③定位扫描：确定扫描范围、层厚和层距。

④扫描定位标记：听眶线，冠状线。

⑤扫描范围：自蝶鞍至下颌角，必要时可根据需要扩大扫描范围。

⑥扫描层面角度：与扫描床成0° 角。

⑦扫描野：25cm。

⑧扫描层厚：5mm。

⑨扫描间隔：5mm。

⑩成像矩阵：512 × 512。

⑪扫描条件：120kV，成年人150 ~ 180mAs，儿童100 ~ 120mAs。

⑫重建算法：软组织算法。

（2）增强扫描

①对比剂用量：成年人一般用量为60 ~ 100mL，儿童按体重计算的用量为2mL/kg。

②注射方式：采用高压注射器行静脉注射，注射速率一般为2.5 ~ 3.0mL/s。

③扫描开始时间：对比剂注入后延迟13 ~ 18s开始扫描。

④其他扫描程序和参数与平扫相同。

3. 摄片要求

（1）依次循序摄取定位片及增强图像。

（2）病灶部位放大摄片（必要时）。

（3）测量病灶大小及病灶部位增强前后的CT值。

（四）注意事项

（1）扫描时用铅防护布遮盖胸腹部以减少患者所接受到的辐射剂量。

（2）如需要行对比增强扫描者，检查前4h应禁食但不禁水，如患者因病禁水，最好经静脉补充液体。

八、颞部（内耳）

（一）适应证

（1）颞部先天性畸形，如外耳畸形、内耳畸形和中耳畸形，颞部的血管畸形、颈内动脉和静脉畸形等。

（2）颞部炎症性疾病。

（3）颞部外伤。

（4）颞部肿瘤，如外耳道癌、中耳癌、中耳鼓室内血管瘤、化学感受器瘤、面神经鞘瘤和听神经瘤等。

（5）耳硬化症。

（6）耳源性脑脓肿。

（二）禁忌证

（1）碘过敏或有严重甲状腺功能亢进的患者不能使用碘对比剂增强扫描。

（2）病情严重难以配合者。

（三）操作方法及程序

1. 检查前患者的准备

（1）做好解释工作，消除患者的紧张心理状态，以取得患者合作。

（2）去除头部金属饰物，以避免伪影干扰。

（3）对婴幼儿、外伤和意识不清及躁动不安的患者，检查前可适当给予镇静剂，防止患者摔伤及移动产生伪影。

检查前遵医嘱给予适当的镇静剂，防止患者摔伤及移动产生伪影。

（4）如需要行对比增强扫描者，检查前4h应禁食但不禁水，如患者因病禁水，最好经静脉补充液体。

2. 检查方法及扫描参数

（1）平扫

①扫描体位：仰卧或俯卧位。

②扫描方式：横断面或冠状面连续扫描。

③定位扫描：确定扫描范围、层厚和层距。

④扫描定位标记：听眶线，冠状线。

⑤扫描范围：横断面以听眶线向上连续扫描至鼓窦盖，冠状面以冠状线垂直听眶线自外耳孔前源向后连续扫描，必要时可根据需要扩大扫描范围。

⑥扫描机架倾斜角度：与扫描床成12°～15°角。

⑦扫描野：20cm。

⑧扫描层厚：超薄层为1.5～2mm，薄层为3～5mm。

⑨扫描间隔：同扫描层厚。

⑩成像矩阵：512×512。

⑪扫描条件：110～13.0kV，成年人150～180mAs，儿童100～120mAs。

⑫重建算法：高分辨率算法。

（2）增强扫描

①对比剂用量：成年人一般用量为60 ~ 100mL，儿童按体重计算的用量为2mL/kg。

②注射方式：采用高压注射器行静脉注射，注射速率一般为2.5 ~ 3mL/s。

③扫描开始时间：对比剂注入后延迟20s开始扫描。

④其他扫描程序和参数与平扫相同。

3. 摄片要求

（1）依次循序摄取定位片及增强图像。

（2）病灶部位放大摄片（必要时）。

（3）测量病灶大小及病灶部位增强前后的CT值。

（四）注意事项

（1）扫描时用铅防护布遮盖胸腹部以减少患者所接受到的辐射剂量。

（2）患者于增强扫描结束后应继续观察20min，以防对比剂过敏反应，如无不适，方可离开，并嘱其多饮水。

九、颅脑 CT 血管成像（CTA）

（一）适应证

（1）脑血管疾病。

（2）颅内肿瘤。

（二）禁忌证

碘过敏或有严重甲状腺功能亢进的患者不能使用碘对比剂增强扫描。

（三）操作方法及程序

1. 检查前患者的准备

（1）做好解释工作，消除患者的紧张心理状态，以取得患者合作。

（2）检查前4h禁食。

（3）去除所有头部的金属饰物，以避免伪影干扰。

（4）对婴幼儿、外伤和意识不清及躁动不安的患者，检查前可适当给予镇静剂，防止患者摔伤及移动产生伪影。

（5）检查前4h应禁食但不禁水，如患者因病禁水，最好静脉补充液体。

2. 检查方法及扫描参数

（1）平扫

①扫描体位：仰卧位，下颌内收，两外耳孔与台面等距离。

②扫描方式：横断面螺旋扫描。

③定位扫描：确定扫描范围、层厚和层距。

④扫描定位标记：听眦线。

⑤扫描范围：依据病变情况具体确定，一般扫描从后床突下30mm开始，向上达后床突上50～60mm为止。

⑥扫描机架倾斜角度：与扫描床成0°角或根据需要适当调整倾斜角度。

⑦扫描野：15～25cm。

⑧扫描层厚：1～2mm。

⑨进床速度1～4mm/s。

⑩成像矩阵：512×512。

⑪扫描条件：120kV，成年人150～180mAs，儿童100～120mAs。

（2）增强扫描

①对比剂用量：成年人一般用量为80～100mL，儿童按体重计算的用量为2mL/kg。

②注射方式：采用高压注射器行静脉注射，注射速率一般为3.5～5mL/s。

③扫描开始时间：注射对比剂后延迟12～25s开始行动脉期扫描，注射对比剂后延迟60～70s开始行实质期扫描。

④其他扫描程序和参数与平扫相同。

3. 摄片要求

（1）依次摄取定位、平扫和增强图像。

（2）工作站进行2D、3D血管图像重建并摄片，横断面层厚5mm，需要容积再现和最大密度投影影像，其中容积再现影像需多角度旋转图像。

（四）注意事项

（1）扫描时用铅防护布遮盖胸腹部以减少患者所接受到的辐射剂量。

（2）患者于增强扫描结束后应继续观察20min，以防对比剂过敏反应，如无不适，方可离开，并嘱其多饮水。

十、颅脑 CT 灌注

（一）适应证

（1）脑血管疾病。

（2）颅内肿瘤。

（3）颅内感染。

（4）脑白质病。

（5）颅骨骨源性疾病。

（二）禁忌证

碘过敏或有严重甲状腺功能亢进的患者不能使用碘对比剂增强扫描。

（三）操作方法及程序

1. 检查前患者的准备

（1）做好解释工作，消除患者的紧张心理状态，以取得患者合作。

（2）检查前4h应禁食但不禁水，如患者因病禁水，最好经静脉补充液体。

（3）去除头部金属饰物，以避免伪影干扰。

（4）对婴幼儿、外伤和意识不清及躁动不安的患者，检查前可适当给予镇静剂，防止患者摔伤及移动产生伪影。

2. 检查方法及扫描参数

（1）平扫

①扫描体位：仰卧位，下颌内收，两外耳孔与台面等距离。

②扫描方式：横断面连续扫描。

③定位扫描：确定扫描范围、层厚和层距。

④扫描定位标记：听眦线。

⑤扫描范围：上界为听眦线上80～90mm，下界为听眦线上0～10mm。

⑥扫描机架倾斜角度：与扫描床成0°角，或根据需要适当调整倾斜角度。

⑦扫描野：15～25cm。

⑧扫描层厚：1mm。

⑨扫描间隔：1mm。

⑩成像矩阵：512×512。

⑪扫描条件：120kV，120～250mA。

（2）动态灌注扫描

①对比剂用量：成年人一般用量为80～120mL，儿童按体重计算的用量为2mL/kg。

②注射方式：采用高压注射器行静脉注射，注射速率一般为3.5～5mL/s。

③扫描开始时间：注射对比剂后延迟16～20s开始行动脉期扫描，注射对比剂后延迟60～70s开始行实质期扫描。

④其他扫描程序、参数与平扫相同。

3. 摄片要求

（1）依次循序摄取定位、平扫和增强图像。

（2）测量病灶大小及病灶部位增强前后的CT值。

（3）利用工作站专用灌注软件，绘制动态灌注曲线，脑血流量、脑血容量、平均通过时间和达峰时间的灌注图像。

（四）注意事项

（1）扫描时用铅防护布遮盖胸腹部以减少患者所接受到的辐射剂量。

（2）患者于增强扫描结束后应继续观察20min，以防对比剂过敏反应，如无不适，方可离开，并嘱其多饮水。

十一、喉部

（一）适应证

（1）喉部肿瘤性病变。

（2）喉部囊肿及脓肿等。

（3）喉部非肿瘤性疾病，如喉息肉（声带息肉）、喉囊肿和喉膨出等。

（4）喉部外伤性病变及异物。

（5）喉部炎症及脓肿。

（二）禁忌证

碘过敏或有严重甲状腺功能亢进的患者不能使用碘对比剂增强扫描。

（三）操作方法及程序

1. 检查前患者的准备

（1）做好解释工作，消除患者的紧张心理状态，以取得患者合作。

（2）去除所有头部的金属饰物和各种物体，避免伪影干扰。

（3）对婴幼儿、外伤和意识不清及躁动不安的患者，检查前可适当给予镇静剂，防止患者摔伤及移动产生伪影。

（4）向患者说明在扫描期间须保持头部不动，平静呼吸，不能有吞咽动作。

（5）训练患者发持续的“咿”声或做瓦氏呼吸。

（6）如需要行对比增强扫描者，检查前4h应禁食但不禁水，如患者因病禁水，最好经静脉补充液体。

2. 检查方法及扫描参数

（1）平扫

①扫描体位：仰卧位，下颌稍扬起，两外耳孔与台面等距离。

②扫描方式：横断面连续扫描。

③定位扫描：确定扫描范围、层厚和层距。

④扫描定位标记：听鼻线垂直于台面。

⑤扫描范围：自舌骨平面向下扫描至环状软骨下缘，必要时可根据需要扩大扫描范围。

⑥扫描机架倾斜角度：与扫描床成0°角。

⑦扫描野：10～16cm。

⑧扫描层厚：3～5mm。

⑨扫描间隔：3～5mm。

⑩成像矩阵：512×512。

⑪扫描参数：110～130kV，成年人150～180mAs，儿童100～120mAs。

⑫重建算法：软组织算法。

（2）增强扫描

①对比剂用量：成年人一般用量为60～100mL，儿童按体重计算的用量为2mL/kg。

②注射方式：采用高压注射器行静脉注射，注射速率一般为2.5～3.0mL/s。

③扫描开始时间：对比剂注入后延迟20s开始扫描。

④其他扫描程序、参数与平扫相同。

3. 摄片要求

（1）依次循序摄取定位片及增强图像。

（2）病灶部位放大摄片（必要时）。

（3）测量病灶大小及病灶部位增强前后的CT值。

（4）必要时可行图像重建。

（四）注意事项

（1）扫描时用铅防护布遮盖胸腹部以减少患者所接受到的辐射剂量。

（2）患者于增强扫描结束后应继续观察20min，以防对比剂过敏反应，如无不适，方可离开，并嘱其多饮水。

十二、颈部（甲状腺）

（一）适应证

（1）甲状腺病变，如囊肿、腺肿、甲状腺及甲状旁腺肿瘤等。

（2）颈动脉间隙内病变的恶性肿瘤、颈动脉瘤、副神经节瘤、神经鞘瘤和神经纤维瘤。

（3）颈动脉粥样硬化和颈静脉血栓形成、静脉炎、蜂窝织炎和脓肿等。

（4）咽旁、咽后和椎前间隙的良恶性肿瘤等。

（5）颈椎外伤等。

（二）禁忌证

碘过敏或有严重甲状腺功能亢进的患者不能使用碘对比剂增强扫描。

（三）操作方法及程序

1. 检查前患者的准备

扫描前去除患者颈胸部位金属物品，嘱患者扫描时不做吞咽动作，可平静呼吸或屏住气。如需要行对比增强扫描者，检查前4h应禁食但不禁水，如患者因病禁水，最好经静脉补充液体。

2. 检查方法和扫描参数

（1）平扫

①扫描体位：仰卧位，身体置于床面中间，头稍向后仰，使下颌支与床台面垂直。

②扫描方式：横断面连续扫描。

③定位扫描：确定扫描范围、层厚和层距。

④扫描范围：上界为舌骨下缘，下界至主动脉弓上缘。

⑤扫描机架倾斜角度：0°。

⑥扫描野：20～30cm。

⑦扫描层厚：5～10mm，对微小病变可行薄层扫描。

⑧扫描间隔：5～10mm。

⑨成像矩阵：512×512。

⑩扫描条件：120kV，成年人160mAs/层（喉）或200mAs/层（甲状腺、颈），儿童100mAs/层（喉）或140mAs/层（甲状腺和颈部）。

⑪重建算法：软组织算法或标准算法。

（2）增强扫描

①对比剂用量：80～100mL非离子型含碘对比剂。

②注射方式：采用高压注射器行静脉注射，注射速率一般为3mL/s。

③扫描开始时间：注射50mL后快速连续扫描。

④其他检查程序和扫描参数：同平扫。

3. 摄片要求

（1）依次顺序拍摄定位、平扫及增强图像。

（2）测量病灶CT值及大小，测量病灶增强前后CT值的变化。

（四）注意事项

（1）扫描时用铅防护布遮盖胸腹部，以减少患者所接受到的辐射剂量。

（2）患者于增强扫描结束后应继续观察20min，以防对比剂过敏反应，如无不适，方可离开，并嘱其多饮水。

第二节　胸部CT检查技术操作规程

一、胸部普通检查

（一）适应证

（1）肺良恶性肿瘤和肿瘤样病变。

（2）肺急慢性炎症及弥漫性病变。

（3）肺血管性病变。

（4）胸部职业病。

（5）胸膜病变。

（6）纵隔肿瘤和大血管病变。

（7）胸部外伤。

（8）胸部手术后疗效的评价。

（9）气管和支气管内异物。

（二）禁忌证

碘过敏或有严重甲状腺功能亢进的患者不能使用碘对比剂增强扫描。

（三）操作方法及程序

1.检查前患者的准备

（1）扫描前去除患者颈胸部位的金属物品。

（2）训练患者呼吸和屏气要领。

（3）如需要对比增强扫描，检查前4h应禁食但不禁水，如患者因病禁水，最好经静脉补充液体。

2. 检查方法和扫描参数

（1）平扫

①扫描体位：仰卧位，身体置于床面中间，两臂上举抱头。

②扫描方式：横断面连续扫描。

③定位扫描：确定扫描范围、层厚和层距。

④扫描范围：自胸腔入口到肺下界膈面。

⑤扫描机架倾斜角度：0°。

⑥扫描野：30～40cm。

⑦扫描层厚：5～10mm。

⑧扫描间隔：5～10mm。

⑨成像矩阵：512×512。

⑩扫描条件：120kV，100～300mAs或自动mAs。

⑪软组织算法或标准算法。

（2）增强扫描

①对比剂用量：80～100mL非离子型含碘对比剂。

②注射方式：采用高压注射器行静脉注射，注射速率一般为3～4mL/s。

③扫描开始时间：对比剂注射60～80mL后即可开始扫描。

④其他检查程序和扫描参数：同平扫。

⑤根据需要可在注射对比剂后延迟5～30min扫描。

3. 摄片要求

（1）依次循序拍摄定位片、平扫和增强扫描图像。

（2）图像显示及拍摄采用软组织窗和肺窗，如疑有癌细胞骨转移或累及肋骨者，应该加摄骨窗图像。

（3）测量病灶大小、CT值及增强前后病灶同一层面图像CT值的变化。

（四）注意事项

（1）扫描时用铅防护布遮盖下腹部以减少患者所接受到的辐射剂量。

（2）患者于增强扫描结束后应继续观察20min，以防对比剂过敏反应，如无不适，方可离开，并嘱其多饮水。

二、胸部高分辨率 CT

（一）适应证

（1）肺部小病灶，包括良恶性肿瘤和肿瘤样病变。

（2）肺部急慢性炎症及弥漫性病变。

（3）职业病。

（4）肺部细微结构的观察与诊断。

（5）支气管扩张。

（二）禁忌证

一般无禁忌证。

（三）操作方法及程序

1. 检查前患者的准备

（1）扫描前除去患者颈胸部位的金属饰物。

（2）训练患者呼吸和屏气要领。

2. 检查方法和扫描参数

（1）平扫

①扫描体位：仰卧位，身体置于床面中间，两臂上举抱头。

②扫描方式：横断面连续扫描。

③定位扫描：确定扫描范围、层厚和层距。

④扫描范围：病灶上下各3cm。

⑤扫描机架倾斜角度：0°。

⑥扫描野：30～40cm。

⑦扫描层厚：轴扫1mm，螺旋5mm。

⑧扫描间隔：轴扫10mm，螺旋1.5mm。

⑨成像矩阵：512×512。

⑩扫描参数：120～140kV，90～120mAs。

⑪重建算法：轴扫骨算法重建和螺旋超锐利算法2mm重建。

3. 摄片要求

（1）依次循序拍摄定位片和重建后图像。

（2）测量病灶大小和CT值。

（四）注意事项

扫描时用铅防护布遮盖腹部以减少患者所接受到的辐射剂量。

三、CT肺动脉造影（CTPA）

（一）适应证

（1）疑有肺动脉栓塞的患者。

（2）肺动脉的其他病变。

（二）禁忌证

碘过敏或有严重甲状腺功能亢进的患者不能使用碘对比剂增强扫描。

（三）操作方法及程序

1. 检查前患者的准备

（1）扫描前除去患者颈胸部位金属物品。

（2）训练患者呼吸和屏气要领。

（3）检查前4h应禁食但不禁水，如患者因病禁水，最好经静脉补充液体。

2. 检查方法和扫描参数

（1）扫描体位和方式。①扫描体位：仰卧位，身体置于床面中间，两臂上举抱头。②扫描方式：横断面连续扫描。③定位扫描：确定扫描范围、层厚和层距。

（2）对比剂监测扫描。①监测位置：放置于肺动脉根部感兴趣区（ROI）。②监测方式：团注追踪法，当ROI内CT值达100HU时，延迟5～6s自动触发扫描。

（3）肺动脉扫描

①扫描范围：上界为胸廓入口，下界至膈肌下2cm。

②扫描机架倾斜角度：0°。

③扫描野：25～35cm。

④扫描层厚：5mm。

⑤扫描间隔：连续无间隔。

⑥成像矩阵：512×512。

⑦扫描参数：120～140kV，120～250mAs。

⑧对比剂用量：80～100mL非离子型碘对比剂。

⑨注射方式：采用高压注射器行静脉注射，注射速率一般为4mL/s。

⑩扫描开始时间：注射对比剂50～80mL后连续扫描。

⑪重建算法：软组织算法或标准算法。

3. 摄片要求

（1）依次循序拍摄定位片和增强的各层扫描图像，容积再现显示肺动脉全貌。

（2）测量肺动脉血栓大小和管腔狭窄值。

（四）注意事项

（1）扫描时用铅防护布遮盖腹部以减少患者所接受到的辐射剂量。

（2）患者于增强扫描结束后应继续观察20min，以防对比剂过敏反应，如无不适，方可离开，并嘱其多饮水。

四、纵隔

（一）适应证

（1）纵隔肿瘤，显示其范围及大小。

（2）淋巴结转移及周围解剖结构。

（3）纵隔肿块与血管异常的诊断和鉴别诊断。

（二）禁忌证

碘过敏或有严重甲状腺功能亢进的患者不能使用碘对比剂增强扫描。

（三）操作方法及程序

1. 检查前患者的准备

（1）扫描前除去患者颈胸部位金属物品。

（2）训练患者呼吸和屏气要领。

（3）如需要对比增强扫描，检查前4h应禁食但不禁水，如患者因病禁水，最好经静脉补充液体。

2. 检查方法和扫描参数

（1）平扫

①扫描体位：仰卧位，身体置于床面中间，两臂上举抱头。

②扫描方式：横断面连续扫描。

③定位扫描：确定扫描范围、层厚和层距。

④扫描范围：上界为胸腔入口，下界至心室水平。

⑤扫描机架倾斜角度：0°。

⑥扫描野：20 ~ 25cm。

⑦扫描层厚：5 ~ 10mm。

⑧扫描间隔：5 ~ 10mm。

⑨成像矩阵：512 × 512。

⑩扫描参数：120 ~ 140kV，120 ~ 250mAs。

⑪重建算法：软组织算法或标准算法。

（2）增强扫描

①对比剂用量：80 ~ 100mL非离子型碘对比剂。

②注射方式：采用高压注射器行静脉注射，注射速率一般为2.5 ~ 3.5mL/s。

③扫描开始时间：注射对比剂50 ~ 80mL后连续扫描。

④其他检查程序和扫描参数：同平扫。

3. 摄片要求

（1）依次循序拍摄定位片、平扫和增强扫描图像。

（2）测量病灶大小、CT值及增强前后病灶同一层面CT值的变化。

（四）注意事项

（1）扫描时用铅防护布遮盖腹部以减少患者所接受到的辐射剂量。

（2）患者于增强扫描结束后应继续观察20min，以防对比剂过敏反应，如无不适，方可离开，并嘱其多饮水。

五、冠状动脉 CTA

（一）适应证

（1）临床疑似冠心病。

（2）冠心病危险因素人群。

（3）经冠心病相关药物治疗后，特别是治疗后再次出现冠心病症状或症状加重患者。

（4）冠状动脉支架置入或冠状动脉搭桥等术前评估及术后随访。

（5）先天性心脏病及瓣膜疾病等心脏外科术前及术后检查。

（6）心肌梗死患者稳定期的检查。

（7）心脏功能检查。

（二）禁忌证

碘过敏或有严重甲状腺功能亢进的患者不能使用碘对比剂增强扫描。

（三）操作方法及程序

1. 检查前患者的准备

（1）扫描前除去患者颈胸部位金属物品。

（2）做好解释工作，消除患者的紧张心理状态，取得患者合作。

（3）训练患者呼吸和屏气要领。

（4）正确连接心电电极。

（5）检查前4h应禁食但不禁水，如患者因病禁水，最好经静脉补充液体。

（6）如心率超过70次/分，最好用药物控制心率。

2. 检查方法和扫描参数

（1）钙化积分扫描（必要时）

①扫描体位：仰卧位，身体置于床面中间，两臂上举抱头。

②扫描方式：横断面序列扫描。

③定位扫描：确定扫描范围、层厚和层距。

④扫描范围：自气管隆突下方到膈顶下方1cm，冠状动脉搭桥患者要扩大扫描范围。

⑤扫描机架倾斜角度：0°。

⑥扫描野：15～20cm。

⑦扫描层厚：3mm。

⑧成像矩阵：512×512，

⑨扫描参数：120kV，80mAs。

⑩重建算法：软组织算法或标准算法。

（2）对比剂监测扫描

①监测位置：肺动脉窗层面主动脉根部放置ROI。

②监测方式：团注追踪法，当ROI内CT值达100HU，延迟5～6s自动触发扫描。团注测试：先注射15～20mL的对比剂，同层动态扫描，发现ROI内对比剂的浓度开始降低后停止扫描。用动态评估软件获得升主动脉的时间密度曲线，从而计算出峰值时间，在峰值时间基础上再延迟3s～5s后开始扫描。

（3）冠状动脉CTA扫描

①对比剂：50～70mL非离子型碘对比剂+60mL生理盐水。

②注射方式：采用高压注射器行静脉团注，注射速率不小于4mL/s，一般为4.5～5mL/s。

③扫描方式：前瞻性螺旋采集模式：舒张期成像建议心率<75次/分，心律较规整。回顾性螺旋采集模式：完整时相数据，可以任意的心率和心律。

④扫描条件：120kV，300～400mAs。

⑤重建参数：层厚0.6mm，层距0.3mm。

⑥重建算法：软组织算法或标准算法。

3. 摄片要求

（1）依次顺序拍摄定位片、钙化积分和冠脉CTA扫描图像。

（2）后处理重建：VR（volume rendering，容积重建）、MIP（maximum intensity projection，最大密度投影）和CPR（curved planar reformation，曲面重建）图像。

（四）注意事项

（1）扫描时用铅防护布遮盖腹部以减少患者所接受到的辐射剂量。

（2）患者于增强扫描结束后应继续观察20min，以防对比剂过敏反应，如无不适，方可离开，并嘱其多饮水。

六、主动脉 CTA

（一）适应证

（1）动脉粥样硬化病。

（2）主动脉瘤。

（3）胸痛三联征（主动脉夹层、肺动脉栓塞和急性冠脉综合征）。

（4）大动脉炎。

（5）动脉畸形。

（6）其他原因所致的动脉狭窄或闭塞。

（二）禁忌证

碘过敏或有严重甲状腺功能亢进的患者不能使用碘对比剂增强扫描。

（三）操作方法及程序

1. 检查前患者的准备

（1）扫描前除去患者颈、胸和腹部金属物品。

（2）训练患者呼吸和屏气要领。

（3）正确连接心电电极。

（4）检查前4h应禁食但不禁水，如患者因病禁水，最好经静脉补充液体。

2. 检查方法和扫描参数

（1）定位扫描

①扫描体位：仰卧位，身体置于床面中间，两臂上举抱头。

②定位扫描：确定扫描范围、层厚和层距。

（2）对比剂监测扫描

①监测位置：主肺动脉窗层面主动脉根部放置ROI。

②监测方式：采取团注追踪的方式，当ROI内CT值达100HU时，延迟5～6s自动触发扫描。

（3）主动脉CTA扫描

①扫描范围：自胸腔入口到耻骨联合上方。

②扫描机架倾斜角度：0°。

③扫描野：30～40cm。

④扫描层厚：3mm。

⑤扫描间隔：3mm。

⑥对比剂用量：80～100mL离子或非离子型碘对比剂。

⑦注射方式：采用高压注射器静脉团注法，速率4～5mL/s。

⑧成像矩阵：512×512。

⑨扫描条件：120kV，300～400mAs。

⑩重建参数：层厚0.6mm，层距0.3mm。

⑪重建算法：软组织算法或标准算法。

3. 摄片要求

（1）依次顺序拍摄定位片、平扫和增强扫描图像。

（2）后处理重建：VR、MIP和CPR图像。

（四）注意事项

（1）用铅防护布遮盖非检查部位以减少患者所接受到的辐射剂量。

（2）患者于增强扫描结束后应继续观察20min，以防对比剂过敏反应，如无不适，方可离开，并嘱其多饮水。

第三节　腹部和盆腔CT检查技术操作规程

一、胃

（一）适应证

（1）胃恶性肿瘤。

（2）卵巢恶性肿瘤（寻找来源于胃的原发肿瘤）。

（3）胃的良性和恶性肿瘤定位。

（4）胃恶性肿瘤治疗后随访复查，了解其治疗疗效及复发情况。

（二）禁忌证

碘过敏或有严重甲状腺功能亢进的患者不能使用碘对比剂增强扫描。

（三）操作方法及程序

1. 检查前患者的准备

（1）检查前1d晚饭后开始禁食。

（2）检查当天清晨应空腹。

（3）检查前30min内口服1000mL水使胃充盈扩张，在上机前再口服300mL水。

（4）如需要行对比增强扫描者，检查前4h应禁食但不禁水，如患者因病禁水，最好经静脉补充液体。

2. 检查方法和扫描参数

（1）平扫

①扫描体位：根据需要，采用仰卧位、仰卧右后斜位和左侧位或

右侧位。

②扫描方式：横断面连续扫描。

③定位扫描：确定扫描范围、层厚和层距。

④扫描范围：上界为胸骨剑突，下界至脐孔（包括膈上食管下段至胃大弯）。

⑤扫描机架倾斜角度：0°。

⑥扫描野：35~45cm。

⑦扫描层厚：5~10mm。

⑧扫描间隔：5~10mm。

⑨成像矩阵：512×512。

⑩扫描参数：120~140kV，120~250mAs。

⑪重建算法：软组织算法或标准算法。

（2）增强扫描

①对比剂用量：80~100mL非离子型碘对比剂。

②注射方式：用高压注射器行静脉注射，注射速率一般为2.5~3.5mL/s。

③扫描开始时间：注射50~70mL后开始连续扫描。

④其他检查程序和扫描参数：同平扫。

3. 摄片要求

（1）依次循序拍摄定位、平扫以及增强图像。

（2）测量病灶CT值及大小，必要时测量病灶增强前后的CT值变化。

（3）疑胃穿孔患者，需采用纵隔窗拍摄（W350~500，L35~50），以鉴别脂肪与游离气体。

（四）注意事项

（1）检查前1周内不服重金属药物，如1周内曾做过胃肠道钡餐造影，则于检查前先行腹部透视，确认腹腔内无钡剂残留。

（2）扫描时用铅防护布遮盖非检查部位以减少患者所接受到的辐射剂量。

（3）患者于增强扫描结束后应继续观察20min，以防对比剂过敏反应，如无不适，方可离开，并嘱其多饮水。

二、肝脏

（一）适应证

（1）肝脏良、恶性肿瘤，如肝癌、转移瘤和海绵状血管瘤等。

（2）肝脏囊性占位病变，如肝囊肿、多囊肝和包虫病等。

（3）肝脏炎性占位病变，如肝脓肿、肝结核等。

（4）肝外伤。

（5）肝硬化。

（6）肝脂肪变性。

（7）色素沉着症。

（二）禁忌证

碘过敏或有严重甲状腺功能亢进的患者不能使用碘对比剂增强扫描。

（三）操作方法及程序

1. 检查前患者的准备

（1）训练患者呼吸及屏气。

（2）检查前1h口服1%～2%的泛影葡胺水溶液或水500～800mL，上机前再服300mL。

（3）如需要行对比增强扫描者，检查前4h应禁食但不禁水，如患者因病禁水，最好经静脉补充液体。

2. 检查方法和扫描参数

（1）平扫

①扫描体位：仰卧位，身体置于床面中间，两臂上举抱头。

②扫描方式：横断面连续扫描。

③定位扫描：确定扫描范围、层厚和层距。

④扫描范围：从膈顶至肝下缘。

⑤扫描机架倾斜角度：0°。

⑥扫描野：35～45cm。

⑦扫描层厚：5～10mm。

⑧扫描间隔：5～10mm。

⑨成像矩阵：512×512。

⑩扫描参数：120～140kV，120～250mAs。

⑪重建算法：软组织算法或标准算法。

（2）增强扫描

①对比剂用量：80～100mL非离子型碘对比剂。

②注射方式：采用高压注射器行静脉注射，注射速率一般为2.5～3.5mL/s。

③扫描开始时间：注射后延迟2～30s开始行动脉期扫描，注射后延迟50～60s开始行静脉期扫描，注射后延迟120s开始行平衡期扫描。

④必要时在注射对比剂后5～10min做延迟扫描。

⑤其他检查程序和扫描参数：同平扫。

3. 摄片要求

（1）依次循序拍摄定位、平扫以及增强图像。

（2）测量病灶CT值及大小，必要时测量病灶增强前后的CT值变化。

（四）注意事项

（1）检查前1周内不服用重金属药物，如1周内曾做过胃肠道钡餐造影，可于检查前先行腹部透视，以确认腹腔内无钡剂残留。

（2）扫描时用铅防护布遮盖非检查部位以减少患者所接受到的辐射剂量。

（3）患者于增强扫描结束后应继续观察20min，以防对比剂过敏反应，如无不适，方可离开，并嘱其多饮水。

三、CT肝动脉和门静脉造影（肝动脉CTA和门静脉CTA）

（一）适应证

（1）了解肝动脉和门静脉结构。

（2）小肝癌的早期诊断和鉴别诊断。

（二）禁忌证

碘过敏或有严重甲状腺功能亢进的患者不能使用碘对比剂增强扫描。

（三）操作方法及程序

1. 检查前患者的准备

（1）训练患者呼吸及屏气。

（2）检查前4h应禁食但不禁水，如患者因病禁水，最好经静脉补充液体。

2. 检查方法和扫描参数

（1）平扫

①扫描体位：仰卧位，身体置于床面中间，两臂上举抱头。

②扫描方式：横断面连续扫描。

③定位扫描：确定扫描范围、层厚和层距。

④扫描范围：从膈顶连续扫描至肝下缘。

⑤扫描机架倾斜角度：0°。

⑥扫描野：35～45cm。

⑦扫描层厚：5～10mm。

⑧扫描间隔：5～10mm。

⑨成像矩阵：512×512。

⑩扫描参数：120～140kV，120～250mAs。

⑪重建算法：软组织算法或标准算法。

（2）CTA扫描

①对比剂用量：非离子型碘对比剂80～100mL。

②注射方式：采用高压注射器行静脉团注，注射速率一般为4～5mL/s。

③扫描开始时间：动脉期（CT动脉血管成像）应于注射后延迟25s开始扫描或使用对比剂跟踪技术。静脉期（CT静脉血管成像）应于注射后延迟60s开始扫描或使用对比剂跟踪技术。

④其他检查程序和扫描参数：同平扫。

3. 摄片要求

依次循序拍摄定位片和CTA后处理图像。

（四）注意事项

（1）检查前1周内不服重金属药物，如1周内曾做过胃肠道钡餐造影，则于检查前先行腹部透视，以确认腹腔内无钡剂残留。

（2）扫描时用铅防护布遮盖非检查部位以减少患者所接受到的辐射剂量。

（3）患者于增强扫描结束后应继续观察20min，以防对比剂过敏反应，如无不适，方可离开，并嘱其多饮水。

四、胰腺

（一）适应证

（1）胰腺肿瘤，包括各种原发性和转移性胰腺肿瘤。

（2）急、慢性胰腺炎。

（3）胰腺外伤。

（4）胰腺先天发育异常。

（5）胰腺囊肿。

（6）梗阻性黄疸。

（二）禁忌证

碘过敏或有严重甲状腺功能亢进的患者不能使用碘对比剂增强扫描。

（三）操作方法及程序

1. 检查前患者的准备

（1）训练患者呼吸及屏气。

（2）检查前1h口服1%～2%的泛影葡胺水溶液或水500～800mL，上机前再服300mL。

（3）必要时可在扫描前15～30min肌注山莨菪碱20mg（青光眼、前列腺肥大和排尿困难者禁用），以减少胃肠道蠕动引起的伪影。

（4）如需要行对比增强扫描者，检查前4h应禁食但不禁水，如患者因病禁水，最好经静脉补充液体。

2. 检查方法和扫描参数

（1）平扫

①扫描体位：仰卧位，身体置于床面中间，两臂上举抱头。

②扫描方式：横断面连续扫描。

③定位扫描：确定扫描范围、层厚和层距。

④扫描范围：从胸11椎体或腰1椎体上缘向下直至包括全部胰腺为止。

⑤扫描机架倾斜角度：0°。

⑥扫描野：30～40cm。

⑦扫描层厚：5mm。

⑧扫描间隔：5mm。

⑨成像矩阵：512×512。

⑩扫描参数：120～140kV，120～250mAs。

⑪重建算法：软组织算法或标准算法。

（2）增强扫描

①对比剂用量：80～100mL非离子型碘对比剂。

②注射方式：采用高压注射器行静脉注射，注射速率一般为2.5～3.5mL/s。

③扫描开始时间：注射对比剂60～80mL后开始连续扫描。

④必要时在注射对比剂后5～30min做延迟扫描。

⑤其他检查程序和扫描参数：同平扫。

3. 摄片要求

（1）依次循序拍摄定位、平扫以及增强图像。

（2）测量病灶CT值及大小，必要时测量病灶增强前后的CT值变化。

（四）注意事项

（1）检查前1周内不服重金属药物，如1周内曾做过胃肠道钡餐造影，可于检查前先行腹部透视，以确认腹腔内无钡剂残留。

（2）扫描时用铅防护布遮盖非检查部位以减少患者所接受到的辐射剂量。

（3）患者于增强扫描结束后应继续观察20min，以防对比剂过敏反应，如无不适，方可离开，并嘱其多饮水。

五、胆囊

（一）适应证

（1）胆囊良、恶性肿瘤。

（2）急、慢性胆囊炎。

（3）梗阻性黄疸。

（4）胆囊先天发育异常。

（5）胆囊结石。

（6）胆囊肌腺增生症。

（二）禁忌证

碘过敏或有严重甲状腺功能亢进的患者不能使用碘对比剂增强扫描。

（三）操作方法及程序

1. 检查前患者的准备

（1）训练患者呼吸及屏气。

（2）检查前1h口服1%～2%的泛影葡胺水溶液或水500～800mL，上机前再服300mL。

（3）如需要行对比增强扫描者，检查前4h应禁食但不禁水，如患者因病禁水，最好经静脉补充液体。

2. 检查方法和扫描参数

（1）平扫

①扫描体位：仰卧位，身体置于床面中间，两臂上举抱头。

②扫描方式：横断面连续扫描。

③定位扫描：确定扫描范围、层厚和层距。

④扫描范围：从第11胸椎或第1腰椎上缘向下扫描直至包括全部胆囊为止。

⑤扫描机架倾斜角度：0°。

⑥扫描野：30～40cm。

⑦扫描层厚：3～5mm。

⑧扫描间隔：3～5mm。

⑨成像矩阵：512×512。

⑩扫描参数：120～140kV，120～250mAs。

⑪重建算法：软组织算法或标准算法。

（2）增强扫描

①对比剂用量：80～100mL非离子型碘对比剂。

②注射方式：采用高压注射器行静脉注射，注射速率一般为2.5～3.5mL/s。

③扫描开始时间：注射60～80mL后开始连续扫描。

④必要时在注射对比剂后5～30min做延迟扫描。

⑤其他检查程序和扫描参数：同平扫。

3. 摄片要求

（1）依次循序拍摄定位、平扫以及增强图像。

（2）测量病灶CT值及大小，必要时测量病灶增强前后的CT值变化。

（四）注意事项

（1）检查前1周内不服重金属药物，如1周内曾做过胃肠道钡餐造影，可于检查前先行腹部透视，以确认腹腔内无钡剂残留。

（2）扫描时，用铅防护布遮盖非检查部位以减少患者所接受到的辐射剂量。

（3）患者于增强扫描结束后应继续观察20min，以防对比剂过敏反应，如无不适，方可离开，并嘱其多饮水。

六、腹膜及后腹膜腔

（一）适应证

（1）腹膜、肠系膜和网膜及腹膜腔病变。

（2）后腹膜腔病变。

（3）肠梗阻。

（4）腹壁病变等。

（二）禁忌证

碘过敏或有严重甲状腺功能亢进的患者不能使用碘对比剂增强扫描。

（三）操作方法及程序

1. 检查前患者的准备

（1）训练患者呼吸及屏气。

（2）检查前1h口服1%～2%的泛影葡胺水溶液或水500～1000mL，上机前再服300～500mL。

（3）检查前10min肌注山莨菪碱20mg（青光眼、前列腺肥大和排尿困难者禁用）。

（4）对于疑腹部占位病变者或腹部重点检查观察区域，可先以标记物标出病灶部位或范围。

（5）如需要行对比增强扫描者，检查前4h应禁食但不禁水，如患者因病禁水，最好经静脉补充液体。

2. 检查方法和扫描参数

（1）平扫

①扫描体位：仰卧位，身体置于床面中间，两臂上举抱头。

②扫描方式：横断面连续扫描。

③定位扫描：确定扫描范围、层厚和层距。

④扫描范围：从剑突水平向下连续扫描至耻骨联合水平，包括整个腹腔及盆腔。

⑤扫描机架倾斜角度：0°。

⑥扫描野：35～45cm。

⑦扫描层厚：5～10mm。

⑧扫描间隔：5～10mm。

⑨成像矩阵：512×512。

⑩扫描参数：120～140kV，120～250mAs。

⑪重建算法：软组织算法或标准算法。

（2）增强扫描

①对比剂用量：80～100mL非离子型含碘对比剂。

②注射方式：采用高压注射器行静脉注射，注射速率一般为2.5～3.5mL/s。

③扫描开始时间：注射40～60mL后开始连续扫描。

④检查程序和扫描参数：同平扫。

3. 摄片要求

（1）依次循序拍摄定位、平扫以及增强扫描图像。

（2）必要时做冠状面及矢状面重建和摄片。

（3）测量病灶CT值及大小，必要时测量病灶增强前后的CT值变化。

（四）注意事项

（1）检查前1周内不服重金属药物，如1周内曾做过胃肠道钡餐造影，可于检查前先行腹部透视，以确认腹腔内无钡剂残留。

（2）病变范围接近盆腔、涉及盆腔或大量腹水者，应先大量饮水，在膀胱充盈后再上机扫描检查。必要时做温水保留灌肠使直肠充盈。

（3）扫描时，用铅防护布遮盖头部和胸部，以减少患者所接受到的辐射剂量。

（4）患者于增强扫描结束后应继续观察20min，以防对比剂过敏反应，如无不适，方可离开，并嘱其多饮水。

七、十二指肠

（一）适应证

十二指肠良性肿瘤和恶性肿瘤等。

（二）禁忌证

碘过敏或有严重甲状腺功能亢进的患者不能使用碘对比剂增强扫描。

（三）操作方法及程序

1. 检查前患者的准备

（1）检查前1d晚饭后开始禁食。

（2）检查前根据不同检查目的服用不同的对比剂。

①吞服产气剂，有利于较大病变的显示。

②检查前1h口服1%～2%的泛影葡胺水溶液或水500～1000mL，上机前再服500～1000mL以充盈胃腔，观察病变与十二指肠或周围组织的关系，有利于对病变进行定位诊断。

（3）检查前10min肌注山莨菪碱20mg（青光眼、前列腺肥大、排尿困难者禁用）。

（4）训练患者呼吸及屏气。

（5）如需要行对比增强扫描者，检查前4h应禁食但不禁水，如患者因病禁水，最好经静脉补充液体。

2. 检查方法和扫描参数

（1）平扫

①扫描体位：仰卧位或仰卧右后斜位。

②扫描方式：横断面连续扫描。

③定位扫描：确定扫描范围、层厚和层距。

④扫描范围：从剑突水平开始连续向下扫描直至包括整个上腹部为止。

⑤扫描机架倾斜角度：0°。

⑥扫描野：40～45cm。

⑦扫描层厚：5～10mm。

⑧扫描间隔：5～10mm。

⑨成像矩阵：512×512。

⑩扫描参数：120～140kV，120～250mAs。

⑪重建算法：软组织算法或标准算法。

（2）增强扫描

①对比剂用量：80～100mL非离子型碘对比剂。

②注射方式：采用高压注射器行静脉注射，注射速率一般为2.5～3.5mL/s。

③扫描开始时间：注射50～70mL后开始做连续扫描。

④对于发现病变者，增强扫描的床位、层厚和层间隔应与平扫一致。

⑤检查程序和扫描参数：同平扫。

3. 摄片要求

（1）依次循序拍摄定位、平扫以及增强扫描图像。

（2）测量病灶CT值及大小，必要时测量病灶增强前后的CT值变化。

（四）注意事项

（1）检查前1周内不服重金属药物，如1周内曾做过胃肠道钡餐造影，可于检查前先行腹部透视，以确认腹腔内无钡剂残留。

（2）发现较小病变时，层厚和层距均可改为3～5mm。

（3）扫描时用铅防护布遮盖非检查部位以减少患者所接受到的辐射剂量。

（4）患者于增强扫描结束后应继续观察20min，以防对比剂过敏反应，如无不适，方可离开，并嘱其多饮水。

八、小肠

（一）适应证

（1）小肠良、恶性肿瘤。

（2）肠梗阻。

（3）克罗恩病等。

（二）禁忌证

碘过敏或有严重甲状腺功能亢进的患者不能使用碘对比剂增强扫描。

（三）操作方法及程序

1. 检查前患者的准备

（1）检查前1d晚饭后开始禁食。

（2）检查前2～3h口服1%～2%的碘水溶液或水800～1000mL，检查前1～2h再口服600mL以充盈远段小肠，上机前15～30min再服600mL以充盈胃与近段小肠。

（3）检查前10min肌注山莨菪碱20mg（青光眼、前列腺肥大、排尿困难者禁用）。

（4）肠梗阻患者可直接进行增强CT扫描检查。

（5）训练患者呼吸及屏气。

（6）如需要行对比增强扫描者，检查前4h应禁食但不禁水，如患者因病禁水，最好经静脉补充液体。

2. 检查方法和扫描参数

（1）平扫

①扫描体位：仰卧位，身体置于床面中间，两臂上举抱头。

②扫描方式：横断面连续扫描。

③定位扫描：确定扫描范围、层厚和层距。

④扫描范围：从肝脏膈面向下至耻骨联合。

⑤扫描机架倾斜角度：0°。

⑥扫描野：40～45cm。

⑦扫描层厚：5～10mm。

⑧扫描间隔：5～10mm。

⑨成像矩阵：512×512。

⑩扫描参数：120～140kV，120～250mAs。

⑪重建算法：软组织算法或标准算法。

（2）增强扫描

①对比剂用量：80～100mL非离子型碘对比剂。

②注射方式：采用高压注射器行静脉注射，注射速率一般为2～3mL/s。

③扫描开始时间：注射50～70mL后开始连续扫描。

④发现病变者，增强扫描的床位、层厚和层间隔应与平扫一致。

⑤检查程序和扫描参数：同平扫。

3. 摄片要求

（1）依次循序拍摄定位、平扫以及增强扫描图像。

（2）测量病灶CT值及大小，必要时测量病灶增强前后的CT值变化。

（四）注意事项

（1）检查前1周内不服重金属药物，如1周内曾做过胃肠道钡餐造影，可于检查前先行腹部透视，以确认腹腔内无钡剂残留。

（2）发现病变时，层厚和层距可改为3～5mm扫描。

（3）扫描时用铅防护布遮盖头部和胸部以减少患者所接受到的辐射剂量。

（4）患者增强扫描结束后应继续观察20min，以防对比剂过敏反应，如无不适，方可离开，并嘱其多饮水。

九、结肠

（一）适应证

（1）结肠良、恶性肿瘤。

（2）结肠炎症性病变。

（3）肠套叠。

（4）肠壁气囊肿。

（二）禁忌证

碘过敏或有严重甲状腺功能亢进的患者不能使用碘对比剂增强扫描。

（三）操作方法及程序

1. 检查前患者的准备

（1）检查前1d服泻药以清洁肠道或检查前进行清洁灌肠。

（2）检查前大量饮水，以保持膀胱充盈。

（3）根据检查要求不同分别选择不同的灌肠溶液或水。

①温水灌肠增强扫描法。经肛门注入温水1500～1800mL，然后静脉注射对比剂进行扫描，此法能较好地显示肿瘤性病变，并能更好地显示肠壁、血管和淋巴结等。

②碘水灌肠法。经肛门注入2%的碘水溶液1500～1800mL，随后进行扫描。

（4）检查前10min肌注山莨菪碱20mg（青光眼、前列腺肥大和排尿困难者禁用）。

（5）训练患者呼吸及屏气。

（6）如需要行对比增强扫描者，检查前4h应禁食但不禁水，如患者因病禁水，最好经静脉补充液体。

2. 检查方法和扫描参数

（1）平扫

①扫描体位：仰卧位或左、右斜位和俯卧位。

②扫描方式：横断面连续扫描。

③定位扫描：确定扫描范围、层厚和层距。

④扫描范围：从肝脏膈面向下连续扫描至耻骨联合为止。

⑤扫描机架倾斜角度：0°。

⑥扫描野：40～45cm。

⑦扫描层厚：5～10mm。

⑧扫描间隔：5～10mm。

⑨成像矩阵：512×512。

⑩扫描参数：120～140kV，120～250mAs。

⑪重建算法：软组织算法或标准算法。

（2）增强扫描

①注射方式：采用高压注射器行静脉注射，注射速率一般为2.5～3.5mL/s。

②扫描开始时间：注射完毕后1min开始做连续扫描。

③检查程序和扫描参数：同平扫。

3. 摄片要求

（1）依次循序拍摄定位、平扫以及增强扫描图像。

（2）测量病灶CT值及大小，必要时测量病灶增强前后的CT值变化。

（四）注意事项

（1）检查前1周内不服重金属药物，如1周内曾做过胃肠道钡餐造影，可于检查前先行腹部透视，以确认腹腔内无钡剂残留。

（2）发现病变时，层厚和层距可改为3～5mm进行扫描。

（3）扫描时，用铅防护布遮盖头部和胸部以减少患者所接受到的辐射剂量。

（4）患者于增强扫描结束后应继续观察20min，以防对比剂过敏反应，如无不适，方可离开，并嘱其多饮水。

十、直肠

（一）适应证

（1）直肠良、恶性肿瘤。

（2）直肠及肛周脓肿。

（3）直肠壁内外肿块。

（4）子宫内膜异位症。

（5）直肠瘘。

（二）禁忌证

碘过敏或有严重甲状腺功能亢进的患者不能使用碘对比剂增强扫描。

（三）操作方法及程序

1. 检查前患者的准备

（1）检查前3d内进食少渣食物。

（2）检查前1d服泻药以清洁肠道以及检查前4h做1次清洁灌肠。

（3）检查前1～2h内分2次口服1%～2%的碘水溶液或水1000mL，并保持膀胱充盈。

（4）必要时已婚女性患者采用阴道栓做标记。

（5）检查前10min肌注山莨菪碱20mg（青光眼、前列腺肥大和排尿困难者禁用）。

（6）检查前用温水做保留灌肠（量不少于1000mL）。

（7）训练患者呼吸及屏气。

（8）如需要行对比增强扫描者，检查前4h应禁食但不禁水，如患者因病禁水，最好经静脉补充液体。

2. 检查方法和扫描参数

（1）平扫

①扫描体位：仰卧位。

②扫描方式：横断面连续扫描。

③定位扫描：确定扫描范围、层厚和层距。

④扫描范围：从盆腔入口向下连续扫描至坐骨结节平面为止。

⑤扫描机架倾斜角度：0°。

⑥扫描野：35～45cm。

⑦扫描层厚：5～10mm。

⑧扫描间隔：5～10mm。

⑨成像矩阵：512×512。

⑩扫描参数：120～140kV，120～250mAs。

⑪重建算法：软组织算法或标准算法。

（2）增强扫描

①对比剂用量：80～100mL非离子型碘对比剂。

②注射方式：采用高压注射器行静脉注射，注射速率一般为2.5～3.5mL/s。

③扫描开始时间：注射40～60mL后开始做连续扫描。

④检查程序和扫描参数：同平扫。

3. 摄片要求

（1）依次循序拍摄定位、平扫以及增强扫描图像。

（2）必要时做冠状面及矢状面重建和摄片。

（3）测量病灶CT值及大小，必要时测量病灶增强前后的CT值变化。

（四）注意事项

（1）检查前1周内不服重金属药物，如1周内曾做过胃肠道钡餐造影，可于检查前先行腹部透视，以确认腹腔内无钡剂残留。

（2）扫描时用铅防护布遮盖头部、胸部和上腹部，以减少患者所接受到的辐射剂量。

（3）患者于增强扫描结束后应继续观察20min，以防对比剂过敏反应，如无不适，方可离开，并嘱其多饮水。

十一、肾脏

（一）适应证

（1）肾脏良、恶性肿瘤。

（2）肾先天性畸形。

（3）肾脏外伤。

（4）肾脓肿和肾周脓肿。

（5）肾梗死。

（6）囊性病变。

（7）肾结石。

（8）肾盂积水。

（9）感染。

（10）肾血管病变。

（二）禁忌证

碘过敏或有严重甲状腺功能亢进的患者不能使用碘对比剂增强

扫描。

（三）操作方法及程序

1. 检查前患者的准备

（1）训练患者呼吸及屏气。

（2）检查前30min口服1%～2%的碘水溶液或水500～800mL，上机前再服300mL。

（3）疑有肾阳性结石者可直接平扫。

（4）如需要行对比增强扫描者，检查前4h应禁食但不禁水，如患者因病禁水，最好经静脉补充液体。

2. 检查方法和扫描参数

（1）平扫

①扫描体位：仰卧位，身体置于床面中间，两臂上举抱头。

②扫描方式：横断面连续扫描。

③定位扫描：确定扫描范围、层厚和层距。

④扫描范围：肾上极连续扫描至肾下极，包括全部肾脏。

⑤扫描机架倾斜角度：0°。

⑥扫描野：30～45cm。

⑦扫描层厚：5～10mm。

⑧扫描间隔：5～10mm。

⑨成像矩阵：512×512。

⑩扫描参数：120～140kV，120～250mAs。

⑪重建算法：软组织算法或标准算法。

（2）增强扫描

①对比剂用量：80～100mL非离子型碘对比剂。

②注射方式：采用高压注射器行静脉注射，注射速率一般为2.5～3.5mL/s。

③扫描开始时间：注射完毕后开始做连续扫描。

④其他检查程序和扫描参数：同平扫。

（3）摄片要求

①依次循序拍摄定位、平扫以及增强图像。

②必要时做冠状面及矢状面重建和摄片。

③测量病灶CT值及大小，必要时测量病灶增强前后的CT值变化。

（四）注意事项

（1）检查前1周内不服重金属药物，如1周内曾做过胃肠道钡餐造影，可于检查前先行腹部透视，以确认腹腔内无钡剂残留。

（2）扫描时用铅防护布遮盖非检查部位以减少患者所接受到的辐射剂量。

（3）患者于增强扫描结束后应继续观察20min，以防对比剂过敏反应，如无不适，方可离开，并嘱其多饮水。

十二、肾上腺

（一）适应证

（1）功能性肾上腺肿瘤。

（2）非功能性肾上腺肿瘤。

（3）肾上腺转移瘤。

（4）急性肾上腺皮质功能衰竭时明确有无出血。

（5）不明原因的高血压、低血钾或其他内分泌症状临床不能确诊时。

（6）肾上腺功能低下。

（7）肾上腺结核。

（二）禁忌证

碘过敏或有严重甲状腺功能亢进的患者不能使用碘对比剂增强扫描。

（三）操作方法及程序

1. 检查前患者的准备

（1）训练患者呼吸及屏气。

（2）检查前30min口服1%～2%的碘水溶液或水500～800mL，上机前再服300mL。

（3）如需要行对比增强者扫描，检查前4h应禁食但不禁水，如患者因病禁水，最好经静脉补充液体。

2. 检查方法和扫描参数

（1）平扫

①扫描体位：仰卧位，身体置于床面中间，两臂上举抱头。

②扫描方式：横断面连续扫描。

③定位扫描：确定扫描范围、层厚和层距。

④扫描范围：胸12椎体上缘连续扫描至腰1椎体下缘。

⑤扫描机架倾斜角度：0°。

⑥扫描野：30～45cm。

⑦扫描层厚：3～5mm。

⑧扫描间隔：3～5mm。

⑨成像矩阵：512×512。

⑩扫描参数：120～140kV，120～250mAs。

⑪重建算法：软组织算法或标准算法。

（2）增强扫描

①对比剂用量：80～100mL非离子型碘对比剂。

②注射方式：采用高压注射器行静脉注射，注射速率一般为2.5～3.5mL/s。

③扫描开始时间：注射60～80mL后开始做连续扫描。

④其他检查程序和扫描参数：同平扫。

3. 摄片要求

（1）依次循序拍摄定位、平扫以及增强图像。

（2）必要时做冠状面及矢状面重建和摄片。

（3）测量病灶CT值及大小，必要时测量病灶增强前后的CT值变化。

（四）注意事项

（1）检查前1周内不服重金属药物，如1周内曾做过胃肠道钡餐造影，可于检查前先行腹部透视，以确认腹腔内无钡剂残留。

（2）扫描时用铅防护布遮盖非检查部位以减少患者所接受到的辐射剂量。

（3）患者于增强扫描结束后应继续观察20min，以防对比剂过敏反应，如无不适，方可离开，并嘱其多饮水。

十三、输尿管

（一）适应证

（1）输尿管先天性畸形。

（2）输尿管肿瘤。

（3）观察腹膜后纤维化对输尿管的影响。

（4）输尿管积水。

（5）输尿管结石。

（6）输尿管结核。

（二）禁忌证

碘过敏或有严重甲状腺功能亢进的患者不能使用碘对比剂增强扫描。

（三）操作方法及程序

1. 检查前患者的准备

（1）训练患者呼吸及屏气。

（2）检查前30min口服1%～2%的碘水溶液或水500～800mL，上机前再服300mL。

（3）疑有输尿管阳性结石者可做直接平扫。

（4）如需要行对比增强扫描者，检查前4h应禁食但不禁水，如患者因病禁水，最好经静脉补充液体。

2. 检查方法和扫描参数

（1）平扫

①扫描体位：仰卧位，身体置于床面中间，两臂上举抱头。

②扫描方式：横断面连续扫描。

③定位扫描：确定扫描范围、层厚和层距。

④扫描范围：自肾门水平开始连续扫描至耻骨联合下缘为止。

⑤扫描机架倾斜角度：0°。

⑥扫描野：30～45cm。

⑦扫描层厚：5～10mm。

⑧扫描间隔：5～10mm。

⑨成像矩阵：512×512。

⑩扫描参数：120～140kV，120～250mAs。

⑪重建算法：软组织算法或标准算法。

（2）增强扫描

①对比剂用量：60～80mL非离子型碘对比剂。

②注射方式：用高压注射器行静脉注射，注射速率一般为2.5～3.5mL/s。

③扫描开始时间：注射40～60mL后开始做连续扫描。

④其他检查程序和扫描参数：同平扫。

3. 摄片要求

（1）依次循序拍摄定位、平扫以及增强图像。

（2）必要时做冠状面及矢状面重建和摄片。

（3）测量病灶CT值及大小，必要时测量病灶增强前后的CT值变化。

（四）注意事项

（1）检查前1周内不服重金属药物，如1周内曾做过胃肠道钡餐造影，可于检查前先行腹部透视，以确认腹腔内无钡剂残留。

（2）扫描时用铅防护布遮盖头部和胸部，以减少患者所接受到的辐射剂量。

（3）患者于增强扫描结束后应继续观察20min，以防对比剂过敏反应，如无不适，方可离开，并嘱其多饮水。

十四、膀胱

（一）适应证

（1）膀胱和输尿管肿瘤。

（2）膀胱肿瘤与前列腺肿瘤或增生的鉴别诊断。

（3）发育异常（包括畸形、输尿管异位开口和囊肿等）。

（4）膀胱结石。

（二）禁忌证

碘过敏或有严重甲状腺功能亢进的患者不能使用碘对比剂增强扫描。

（三）操作方法及程序

1. 检查前患者的准备

（1）训练患者呼吸及屏气。

（2）已婚女性患者放置阴道塞（必要时）。

（3）检查前6～10h分次口服1%～2%的碘水溶液或水1000～1500mL，使远段、近段小肠和结肠保持良好的充盈状态，扫描前大量饮水，使膀胱保持充盈状态。

（4）必要时于检查前10min肌注山莨菪碱20mg（青光眼、前列腺肥大、排尿困难者禁用）。

（5）疑有直肠或乙状结肠受侵者，可直接经直肠注入1%～2%的碘水溶液或空气300mL。

（6）行膀胱双重造影时，需在检查前用福利管（Foley tube）经尿道插入至膀胱，放尽尿液，注入100～300mL空气和100mL的1%～2%碘水溶液。

（7）如需要行对比增强扫描者，检查前4h应禁食但不禁水，如患者因病禁水，最好经静脉补充液体。

2. 检查方法和扫描参数

（1）平扫

①扫描体位：仰卧位，或根据病情采用俯卧位。

②扫描方式：横断面连续扫描。

③定位扫描：确定扫描范围、层厚和层距。

④扫描范围：自耻骨联合下缘开始连续扫描至髂前上棘水平为止。

⑤扫描机架倾斜角度：0°。

⑥扫描野：30～40cm。

⑦扫描层厚：5～10mm。

⑧扫描间隔：5～10mm。

⑨成像矩阵：512×512。

⑩扫描参数：120～140kV，120～250mAs。

⑪重建算法：软组织算法或标准算法。

（2）增强扫描

①对比剂用量：80～100mL非离子型碘对比剂。

②注射方式：采用高压注射器行静脉注射，注射速率一般为2.5～3.5mL/s。

③扫描开始时间：注射60～80mL后开始做连续扫描。

④其他检查程序和扫描参数：同平扫。

3. 摄片要求

（1）依次循序拍摄定位、平扫以及增强图像。

（2）测量病灶CT值及大小，必要时测量病灶增强前后的CT值变化。

（四）注意事项

（1）检查前1周内不服重金属药物，如1周内曾做过胃肠道钡餐造影，可于检查前先行腹部透视，以确认腹腔内无钡剂残留。

（2）扫描时用铅防护布遮盖头部和胸部，以减少患者所接受到的辐射剂量。

（3）患者于增强扫描结束后应继续观察20min，以防对比剂过敏反应，如无不适，方可离开，并嘱其多饮水。

十五、前列腺

（一）适应证

（1）协助前列腺癌临床分期的判断和明确有无转移。

（2）前列腺癌手术后随访，观察有无并发症。

（3）测量前列腺大小，作为非手术治疗前列腺病变的随访观察。

（4）确定前列腺有无脓肿形成及显示脓肿液化情况。

（二）禁忌证

碘过敏或有严重甲状腺功能亢进的患者不能使用碘对比剂增强扫描。

（三）操作方法及程序

1. 检查前患者的准备

（1）训练患者呼吸及屏气。

（2）检查前6～10h分次口服1%～2%的碘水溶液或水1000～1500mL，使远段、近段小肠和结肠保持良好的充盈状态，扫描前大量饮水使膀胱保持充盈状态。

（3）疑有直肠或乙状结肠受侵者，可直接经直肠注入1%～2%的碘水溶液或空气300mL。

（4）如需要行对比增强扫描者，检查前4h应禁食但不禁水，如患者因病禁水，最好经静脉补充液体。

2. 检查方法和扫描参数

（1）平扫

①扫描体位：仰卧位，身体置于床面中间，两臂上举抱头。

②扫描方式：横断面连续扫描。

③定位扫描：确定扫描范围、层厚和层距。

④扫描范围：自耻骨联合下缘开始连续向上扫描至耻骨上缘2～3cm为止。

⑤扫描机架倾斜角度：0°。

⑥扫描野：25～35cm。

⑦扫描层厚：3～5mm。

⑧扫描间隔：3～5mm。

⑨成像矩阵：512×512。

⑩扫描参数：120～140kV，120～250mAs。

⑪重建算法：软组织算法或标准算法。

（2）增强扫描

①对比剂用量：80～100mL非离子型碘对比剂。

②注射方式：采用高压注射器行静脉注射，注射速率一般为2.5～3.5mL/s。

③扫描开始时间：注射50～70mL后开始做连续扫描（扫描周期8～10s）。

④其他检查程序和扫描参数：同平扫。

3. 摄片要求

（1）依次循序拍摄定位、平扫以及增强图像。

（2）测量病灶CT值及大小，必要时测量病灶增强前后的CT值变化。

（四）注意事项

（1）检查前1周内不服重金属药物，如1周内曾做过胃肠道钡餐造影，可于检查前先行腹部透视，以确认腹腔内无钡剂残留。

（2）扫描时用铅防护布遮盖头部和胸部，以减少患者所接受到的辐射剂量。

（3）患者于增强扫描结束后应继续观察20min，以防对比剂过敏反应，如无不适，方可离开，并嘱其多饮水。

十六、女性盆腔

（一）适应证

（1）盆腔良、恶性肿瘤。

（2）脓肿、血肿和肿大淋巴结的诊断。

（3）手术后随访观察。

（4）生殖道先天性畸形。

（5）放疗或化疗后的随访观察。

（6）活检或放疗计划的定位。

（7）子宫内避孕装置的观察和定位。

（二）禁忌证

碘过敏或有严重甲状腺功能亢进的患者不能使用碘对比剂增强扫描。

（三）操作方法及程序

1. 检查前患者的准备

（1）训练患者呼吸及屏气。

（2）检查前6～10h分次口服1%～2%的碘水溶液或水1000～1500mL，使远段、近段小肠和结肠保持良好的充盈状态。扫描前大量饮水，使膀胱保持充盈状态。

（3）已婚女性患者可放置阴道塞。

（4）疑有直肠或乙状结肠受侵者，可直接经直肠注入1%～2%的碘水溶液或空气300mL。

（5）如需要行对比增强扫描者，检查前4h应禁食但不禁水，如患者因病禁水，最好经静脉补充液体。

2. 检查方法和扫描参数

（1）平扫

①扫描体位：仰卧位，身体置于床面中间，两臂上举抱头。

②扫描方式：横断面连续扫描。

③定位扫描：确定扫描范围、层厚和层距。

④扫描范围：自耻骨联合下缘开始向上扫描至髂前上棘水平为止。

⑤扫描机架倾斜角度：0°。

⑥扫描野：30～40cm。

⑦扫描层厚：5～10mm。

⑧扫描间隔：5～10mm。

⑨成像矩阵：512×512。

⑩扫描参数：120～140kV，120～250mAs。

⑪重建算法：软组织算法或标准算法。

（2）增强扫描

①对比剂用量：80～100mL非离子型碘对比剂。

②注射方式：采用高压注射器行静脉注射，注射速率一般为2.5～3.5mL/s。

③扫描开始时间：注射60～80mL后开始做连续扫描（扫描周期8～10s）。

④其他检查程序和扫描参数：同平扫。

3. 摄片要求

（1）依次循序拍摄定位、平扫以及增强图像。

（2）测量病灶CT值及大小，必要时测量病灶增强前后的CT值变化。

（四）注意事项

（1）检查前1周内不服重金属药物，如1周内曾做过胃肠道钡餐造影，可于检查前先行腹部透视，以确认腹腔内无钡剂残留。

（2）扫描时用铅防护布遮盖头部和胸部，以减少患者所接受到的辐射剂量。

（3）患者于增强扫描结束后应继续观察20min，以防对比剂过敏反应，如无不适，方可离开，并嘱其多饮水。

第四节　四肢和脊柱 CT 检查技术操作规程

一、颈椎

（1）脊柱外伤。

（2）各种原因的椎管狭窄。

（3）椎间盘退行性病变和椎间盘突出。

（4）原发性、继发性脊椎骨肿瘤和椎旁肿瘤。

（5）椎管内占位病变。

（6）CT引导下介入放射学检查。

（7）脊柱感染性疾病、脊柱结核和化脓性脊柱炎等。

（8）先天性畸形和发育异常。

（9）脊柱退行性病变。

（一）操作方法及程序

1. 检查前患者的准备

（1）嘱咐患者在检查期间避免做吞咽动作，并保持体位不动。

（2）扫描前除去患者颈胸部位饰物和其他金属物品。

（3）如需要行对比增强扫描者，检查前4h应禁食但不禁水，如患者因病禁水，最好经静脉补充液体。

2. 检查方法和扫描参数

（1）平扫

①扫描体位：仰卧位，身体置于床面中间，头部略垫高，两臂下垂并用颈托固定颈部。

②扫描方式：横断面连续扫描。

③定位扫描：确定扫描范围、层厚和层距。

④扫描范围：第3～7颈椎椎间盘或根据临床要求而定。

⑤扫描机架倾斜角度：根据定位片显示，适当调整扫描机架角度。

⑥扫描野：12～20cm。

⑦扫描层厚：2～3mm（椎间盘），3～5mm（椎体）。

⑧扫描间隔：2～3mm（椎间盘），3～5mm（椎体）。

⑨成像矩阵：512×512。

⑩扫描参数：110～140kV，120～250mAs。

⑪重建算法：软组织算法或标准算法。

（2）增强扫描

①对比剂用量：80～100mL非离子型碘对比剂。

②注射方式：采用高压注射器行静脉注射，注射速率一般为2.5～3.5mL/s。

③扫描开始时间：注射60～80mL后开始做连续扫描（扫描周期8～10s）。

④必要时在注射对比剂后5～30min做延迟扫描。

⑤其他检查程序和扫描参数：同平扫。

3. 摄片要求

（1）依次循序拍摄定位、平扫以及增强图像。

（2）测量病灶CT值及大小，必要时测量病灶增强前后的CT值变化。必要时做放大照相。

（二）注意事项

（1）较小的病灶应在体表放置定位标记。

（2）扫描时用铅防护布遮盖腹部以减少患者所接受到的辐射

剂量。

（3）患者于增强扫描结束后应继续观察20min，以防对比剂过敏反应，如无不适，方可离开，并嘱其多饮水。

二、胸椎

（一）适应证

（1）脊柱外伤。

（2）各种原因的椎管狭窄。

（3）椎间盘退行性病变和椎间盘突出。

（4）原发性、继发性脊椎骨肿瘤和椎旁肿瘤。

（5）椎管内占位病变。

（6）CT引导下介入放射学检查。

（7）脊柱感染性疾病、脊柱结核、化脓性脊柱炎等。

（8）先天性畸形和发育异常。

（9）脊柱退行性病变。

（二）禁忌证

碘过敏或有严重甲状腺功能亢进症的患者不能使用碘对比剂增强扫描。

（三）操作方法及程序

1. 检查前患者的准备

（1）嘱患者在检查期间保持体位不动。

（2）扫描前除去患者颈胸部位饰物及其他金属物品。

（3）如需要行对比增强扫描者，检查前4h应禁食但不禁水，如患者因病禁水，最好经静脉补充液体。

2. 检查方法和扫描参数

（1）平扫

①扫描体位：仰卧位，身体置于床面中间，两臂上举抱头。

②扫描方式：横断面连续扫描。

③定位扫描：确定扫描范围、层厚和层距。

④扫描范围：根据临床要求扫描椎间盘或椎体。

⑤扫描机架倾斜角度：根据定位片显示，适当调整扫描机架角度。

⑥扫描野：14 ~ 20cm。

⑦扫描层厚：2 ~ 3mm（椎间盘），5 ~ 10mm（椎体）。

⑧扫描间隔：2 ~ 3mm（椎间盘），5 ~ 10mm（椎体）。

⑨成像矩阵：512 × 512。

⑩扫描参数：110 ~ 140kV，120 ~ 250mAs。

⑪重建算法：软组织算法或标准算法。

（2）增强扫描

①对比剂用量：80 ~ 100mL非离子型碘对比剂。

②注射方式：采用高压注射器行静脉注射，注射速率一般为2.5 ~ 3.5mL/s。

③扫描开始时间：注射60 ~ 80mL后开始做连续扫描（扫描周期8 ~ 10s）。

④必要时在注射对比剂后5 ~ 30min做延迟扫描。

⑤其他检查程序和扫描参数：同平扫。

3. 摄片要求

（1）依次循序拍摄定位、平扫以及增强图像。

（2）测量病灶CT值及大小，必要时测量病灶增强前后的CT值变化。

（3）必要时做放大照相。

（四）注意事项

（1）较小的病灶应在体表放置定位标记。

（2）扫描时用铅防护布遮盖腹部以减少患者所接受到的辐射剂量。

（3）患者于增强扫描结束后应继续观察20min，以防对比剂过敏反应，如无不适，方可离开，并嘱其多饮水。

三、腰椎

（一）适应证

（1）脊柱外伤。

（2）各种原因的椎管狭窄。

（3）椎间盘退行性病变和椎间盘突出。

（4）原发性、继发性脊椎骨肿瘤和椎旁肿瘤。

（5）椎管内占位病变。

（6）CT引导下介入放射学检查。

（7）脊柱感染性疾病、脊柱结核、化脓性脊柱炎等。

（8）先天性畸形和发育异常。

（9）脊柱退行性病变。

（二）禁忌证

碘过敏或有严重甲状腺功能亢进的患者不能使用碘对比剂增强扫描。

（三）操作方法及程序

1. 检查前患者的准备

（1）嘱患者在检查期间保持体位不动。

（2）扫描前除去患者腰部皮带及其他金属物品。

（3）如需要行对比增强扫描者，检查前4h应禁食但不禁水，如患者因病禁水，最好经静脉补充液体。

2. 检查方法和扫描参数

（1）平扫

①扫描体位：仰卧位，身体置于床面中间，两臂上举抱头。下肢膝关节处用腿垫抬高，使其尽可能保持腰椎椎体生理弧度并与检查床平行。

②扫描方式：横断面连续扫描。

③定位扫描：确定扫描范围、层厚和层距。

④扫描范围：根据临床要求扫描椎间盘或椎体。

⑤扫描机架倾斜角度：根据定位片显示，适当调整扫描机架角度。

⑥扫描野：16～20cm。

⑦扫描层厚：3～5mm（椎间盘），5～10mm（椎体）。

⑧扫描间隔：3～5mm（椎间盘），5～10mm（椎体）。

⑨成像矩阵：512×512。

⑩扫描参数：110～140kV，120～250mAs。

⑪重建算法：软组织算法或标准算法。

（2）增强扫描

①对比剂用量：80～100mL非离子型碘对比剂。

②注射方式：采用高压注射器行静脉注射，注射速率一般为2.5～3.5mL/s。

③扫描开始时间：注射60～80mL后开始做连续扫描（扫描周期

8～10s）。

④必要时在注射对比剂后5～30min做延迟扫描。

⑤其他检查程序和扫描参数：同平扫。

3. 摄片要求

（1）依次循序拍摄定位、平扫以及增强图像。

（2）测量病灶CT值及大小，必要时测量病灶增强前后的CT值变化。

（3）必要时做放大照相。

（四）注意事项

（1）较小的病灶应在体表放置定位标记。

（2）扫描时用铅防护布遮盖非检查部位以减少患者所接受到的辐射剂量。

（3）患者于增强扫描结束后应继续观察20min，以防对比剂过敏反应，如无不适，方可离开，并嘱其多饮水。

四、四肢关节

（一）适应证

（1）四肢骨肿瘤及肿瘤样病变。

（2）关节病及骨关节感染疾患。

（3）四肢骨外伤。

（4）各种软组织疾病。

（5）CT导向穿刺定位及活检。

（二）禁忌证

碘过敏或有严重甲状腺功能亢进的患者不能使用碘对比剂增强扫描。

（三）操作方法及程序

1. 检查前患者的准备

（1）除去检查部位的金属饰品。

（2）做好扫描前解释工作以取得良好配合。

（3）严重外伤患者应经急诊初步处理后再行CT检查。

（4）儿童骨关节扫描最好在自然睡眠后或口服10%水合氯醛3～4mL，待患儿睡着后进行扫描。

2. 检查方法和扫描参数

（1）肩关节

①扫描体位：仰卧位，身体置于床面中间，两臂手心向上置于身体两侧。头先进入扫描孔。

②扫描方式：横断面连续扫描。

③定位扫描：确定扫描范围、层厚和层距。

④扫描范围：自双侧肩峰下2cm开始向下连续扫描，包括整个肩关节。

⑤扫描机架倾斜角度：0°。

⑥扫描野：25～40cm。

⑦扫描层厚：3～5mm。

⑧扫描间隔：3～5mm。

⑨成像矩阵：512×512。

⑩扫描参数：110～140kV，120～250mAs。

⑪重建算法：软组织算法或标准算法。

（2）肘关节

①扫描体位：俯卧位，身体置于床面中间，两手上举，手心向上，头先进床，两侧肘关节尽量靠拢。

②扫描方式：横断面连续扫描。

③定位扫描：确定扫描范围、层厚和层距。

④扫描范围：根据定位片进行扫描，应包括整个肘关节。

⑤扫描机架倾斜角度：0°。

⑥扫描野：25～40cm。

⑦扫描层厚：3～5mm。

⑧扫描间隔：3～5mm。

⑨成像矩阵：512×512。

⑩扫描参数：110～140kV，120～250mAs。

⑪重建算法：软组织算法或标准算法。

（3）腕关节

①扫描体位：俯卧位，身体置于床面中间，两手上举平伸，手心向下，头先进床，两手尽量靠拢。

②扫描方式：横断面连续扫描。

③定位扫描：确定扫描范围、层厚和层距。

④扫描范围：根据定位片进行扫描，应包括整个腕关节。

⑤扫描机架倾斜角度：0°。

⑥扫描野：15～25cm。

⑦扫描层厚：2～3mm。

⑧扫描间隔：2～3mm。

⑨成像矩阵：512×512。

⑩扫描参数：110～140kV，120～250mAs。

⑪重建算法：软组织算法或标准算法。

（4）髋关节

①扫描体位：仰卧位，身体置于床面中间，两手臂上举，双侧大

腿内旋，两足尖并拢，头先进床。

②扫描方式：横断面连续扫描。

③定位扫描：确定扫描范围、层厚和层距。

④扫描范围：自髋臼上方1cm处开始向下连续扫描，包括整个髋关节。

⑤扫描机架倾斜角度：0°。

⑥扫描野：25～40cm。

⑦扫描层厚：3～5mm。

⑧扫描间隔：3～5mm。

⑨成像矩阵：512×512。

⑩扫描参数：110～140kV，120～250mAs。

⑪重建算法：软组织算法或标准算法。

（5）膝关节

①扫描体位：仰卧位，身体置于床面中间，两手上举抱头，膝关节下略垫高，使关节稍弯曲，足先进床。

②扫描方式：横断面连续扫描。

③定位扫描：确定扫描范围、层厚和层距。

④扫描范围：根据定位片进行扫描，应包括整个膝关节。

⑤扫描机架倾斜角度：0°。

⑥扫描野：20～35cm。

⑦扫描层厚：3～5mm。

⑧扫描间隔：3～5mm。

⑨成像矩阵：512×512。

⑩扫描参数：110～140kV，120～250mAs。

⑪重建算法：软组织算法或标准算法。

以上各关节行增强扫描时所使用的对比剂用量为80～100mL，采用高压注射器行静脉注射，注射速率一般为2.5～3.5mL/s。对比剂注射完后开始做连续扫描。其他检查程序和扫描参数同平扫。

3. 摄片要求

（1）依次循序拍摄定位、平扫以及增强图像。

（2）测量病灶CT值及大小，必要时测量病灶增强前后的CT值变化。

（3）必要时做放大照相。

（四）注意事项

（1）较小的病灶应在体表放置定位标记。

（2）用铅防护布遮盖非检查部位，以减少患者所接受到的辐射剂量。

（3）患者于增强扫描结束后应继续观察20min，以防对比剂过敏反应，如无不适，方可离开，并嘱其多饮水。

（4）四肢检查可双侧同时扫描，以便对照。

五、上臂 CTA

（一）适应证

（1）血液透析患者血管造瘘。

（2）血管性病变的诊断。

（3）血管支架术后复查。

（4）其他原因所致的上肢血管病变。

（二）禁忌证

碘过敏或有严重甲状腺功能亢进的患者不能使用碘对比剂增强扫描。

（三）操作方法及程序

1. 检查前患者的准备

（1）扫描前除去患者检查部位金属物品，做好扫描前解释工作，以取得患者良好的配合。

（2）增强扫描时对比剂从对侧上臂静脉注入。

（3）检查前4h应禁食但不禁水，如患者因病禁水，最好经静脉补充液体。

2. 检查方法和扫描参数

（1）定位扫描

①扫描体位：仰卧位，身体略偏床面中线，患臂自然置于身旁，对侧上举过头。

②定位扫描：确定扫描范围、层厚和层距。

（2）对比剂监测扫描

①监测位置：降主动脉中段放置ROI。

②监测方式：采取团注追踪的方式，当ROI内的CT值达100HU时延迟5～6s再行触发扫描。

（3）上臂CTA扫描

①扫描范围：自肩关节开始连续扫描至手指。

②扫描机架倾斜角度：0°。

③扫描野：25～30cm。

④扫描层厚：1～3mm。

⑤扫描间隔：1～3mm。

⑥对比剂用量：80～100mL非离子型碘对比剂。

⑦注射方式：采用压力注射器行静脉内团注，速率为4mL/s。

⑧成像矩阵：512×512。

⑨扫描参数：80～120kV，120～320mAs，螺距1～1.15。

⑩重建参数：层厚1mm，层距0mm。

⑪重建算法：软组织算法或标准算法。

3. 摄片要求

（1）依次循序拍摄定位片、监测位片和增强扫描图像平扫及增强扫描图像。

（2）后处理重建：VR、MIP和CPR图像。

（四）注意事项

（1）用铅防护布遮盖非扫描部位以减少患者所接受到的辐射剂量。

（2）患者于增强扫描结束后应继续观察20min，以防对比剂过敏反应，如无不适，方可离开，并嘱其多饮水。

六、下肢 CTA

（一）适应证

（1）闭塞性动脉硬化症。

（2）动脉瘤。

（3）下肢血管支架术后复查。

（4）其他原因所致的下肢血管病变。

（二）禁忌证

碘过敏或有严重甲状腺功能亢进的患者不能使用碘对比剂增强扫描。

（三）操作方法及程序

1. 检查前患者的准备

（1）扫描前除去患者检查部位金属物品。

（2）做好扫描前解释工作以取得患者良好的配合。

（3）检查前4h应禁食但不禁水，如患者因病禁水，最好经静脉补充液体。

2. 检查方法和扫描参数

（1）定位扫描

①扫描体位：仰卧位，身体置于床面中间，两臂上举抱头。

②定位扫描：确定扫描范围、层厚和层距。

（2）对比剂监测扫描

①监测位置：ROI置于腹主动脉分叉层面。

②监测方式：采取团注追踪的方式，当ROI内CT值达100HU时延迟5～6s再行触发扫描。

（3）下肢动脉CTA扫描

①扫描范围：自腹主动脉下段开始连续扫描至足底为止。

②扫描机架倾斜角度：0°。

③扫描野：30～40cm。

④扫描层厚：1～3mm。

⑤扫描间隔：1～3mm。

⑥对比剂用量：80～100mL非离子型碘对比剂。

⑦注射方式：采用高压注射器行静脉团注，注射速率一般为4mL/s。

⑧成像矩阵：512×512。

⑨扫描参数：80～120kV，120～320mAs。

⑩重建参数：层厚0.75mm，层距0.5mm，螺距1～1.15。

⑪重建算法：软组织算法或标准算法。

3. 摄片要求

（1）依次循序拍摄定位片、平扫和增强扫描图像。

（2）后处理重建：VR、MIP和CPR图像。

（四）注意事项

（1）用铅防护布遮盖非检查部位以减少患者所接受到的辐射剂量。

（2）患者于增强扫描结束后应继续观察20min，以防对比剂过敏反应，如无不适，方可离开，并嘱其多饮水。

08

DSA 检查技术操作规程

第一节 基本要求

数字减影血管造影（DSA）是一项具有一定创伤性和危险性的检查，为了保证检查能顺利进行，各个环节的DSA操作应达到以下要求。

一、器械准备

每次手术前都要对X线机、C型臂、导管床、高压注射器、DSA设备和激光相机等设备逐一检查和测试，对环境温度和湿度进行监测，根据要求进行调整，保证工作环境符合设备运行要求。

二、资料输入

在患者进行检查之前，应将有关资料输入计算机内，输入的资料应包括检查时间、患者姓名、性别、年龄、检查号和检查部位等。

三、患者准备

术前告知造影时可能出现的情况，如注射对比剂时可能有全身发热感，舌根及咽部位的灼热感等，以解除患者紧张情绪。对躁动患者或易动患儿可给予镇静剂，必要时采取适当固定肢体的措施。在腹部检查前应训练患者屏气。

四、图像后处理与存储

造影结束后进行图像后处理及摄片，图像后处理包括窗宽窗位的调整、边缘增强、病变部位测量、再蒙片和像素位移等，摄片必须包括造影各期图像。如有动态摄录的应保存全程摄录的图像。

五、辐射剂量优化和防护

放射介入操作时辐射剂量较大，会给患者和操作者造成一定的辐射损伤，因此必须遵守时间、距离和屏蔽防护三原则。通过尽量减少透视时间和摄影次数，合理调整X线管与患者距离、优化选择滤过板、去除滤线栅、采用脉冲透视和缩小曝光野等方法，以较低的辐射剂量满足临床需求，降低患者和操作人员的辐射危险。

第二节 头颈部DSA检查技术操作规程

一、头部

（一）造影参数

1. 对比剂

一般采用浓度为200～300mg/mL的非离子型碘对比剂。

2. 颈内动脉造影

对比剂用量为6～8mL，注射速率为4～6mL/s。

3. 椎动脉造影

对比剂用量为5～7mL，注射速率为3～5mL/s。

4. 超选择性颈内动脉或椎动脉分支造影

对比剂用量为3～5mL，注射速率为2～3mL/s。

（二）造影程序

（1）头部动脉造影常规体位取头颅前后位与水平侧位，侧位摄影时两侧外耳孔应重叠。

（2）对于动脉瘤等某些病变，可加摄15°～30°角的斜位，以显示动脉瘤的根部。左前60°～65°角斜位可使主动脉弓、颈动脉及椎动脉显示清晰且彼此分离。70°角左或右斜位，可使颈内与颈外动脉起始部分离。30°角斜位可较好地分辨颈内动脉虹吸部。

（3）汤氏位时增强器向头端倾斜35°角，两眉骨位于两眼眶的上缘，该体位可减少头颅动脉前后重叠。

（4）图像采集速度为每秒3～5帧，蒙片的采集时间为2s，然后注射对比剂，曝光至静脉窦显示为止。对不配合或易动者可选择每秒25

帧的速度进行摄影。

二、颈面部

（一）造影参数

1. 对比剂

对比剂一般采用浓度为200～300mg/mL的非离子型碘对比剂。

2. 颈总动脉造影

对比剂总量为10～12mL/次，注射速率为5～6mL/s。

3. 颈外动脉造影

对比剂总量为5～7mL/次，注射速率为3～5mL/s。

4. 超选择性上颌动脉、舌动脉、甲状腺上动脉和面动脉等造影

对比剂用量为4～6mL/次，注射速率为2～3mL/s。

5. 栓塞后复查造影

栓塞后复查造影时对比剂用量为2～3mL/次，注射速率为1～2mL/s。

（二）造影程序

（1）颈总动脉造影常规取摄头颅前后位和水平侧位，根据需要可加摄左前15°～30°角斜位和右前15°～30°角斜位。

（2）颈外动脉造影取正位和侧位，根据需要可加摄不同角度的斜位，以完全显示病变象。

（3）图像采集速度为每秒2～3帧，蒙片的采集时间为2s，然后注射对比剂，曝光至静脉显示为止。

第三节　胸部DSA检查技术操作规程

一、胸部血管

（一）造影参数

1. 对比剂

对比剂一般采用浓度为200～300mg/mL的非离子型碘对比剂。

2. 肺动脉主干造影

对比剂用量为25～35mL/次，注射速率为15～18mL/s。如采用非减影方式，对比剂用量为35～45mL/次，注射速率为18～20mL/s。一侧肺动脉造影时，在减影模式下对比剂用量为20～25mL/次，注射速率为10～15mL/s。严重肺动脉高压者对比剂用量和注射速率均须酌减。

3. 支气管动脉造影

对比剂用量为4～6mL/s，注射速率为2～3mL/s，屏气曝光，每秒2帧，直至实质期为止。

4. 锁骨下动脉造影

对比剂用量为10～15mL/次，注射速率为4～6mL/s。

5. 腋动脉造影

对比剂用量为8～12mL/次，注射速率为3～5mL/s。

6. 胸廓内动脉、肋间动脉及腋动脉分支造影

对比剂用量为6～8mL/次，注射速率为1～2mL/s。

（二）造影程序

（1）肺动脉造影常规取正侧位，对肺栓塞者加斜位投照，考虑到心脏运动与呼吸运动，可不用减影模式，如需减影，可选用每秒

25～50帧速度采集图像，屏气曝光。注射对比剂前先摄取3～4s的蒙片图像，注射对比剂后曝光采集至静脉回流至左心房为止。

（2）支气管动脉造影常规取正位，必要时加摄侧位或斜位，屏气曝光。图像采集速度为每秒2～3帧，直至实质期为止。

（3）锁骨下动脉、肋间动脉、腋动脉和胸廓内动脉常规取正位，必要时加照斜位。图像采集速度为每秒2～3帧，蒙片的采集时间为2s，在屏气下曝光，曝光至实质期为止。

（4）如遇呼吸运动不易控制患者，可用数字电影模式减影，以免影像模糊。

二、右心室

（一）造影参数

（1）对比剂一般采用浓度为300～370mg/mL的非离子型对比剂。

（2）对比剂用量为1～1.5mL/kg，成年人不超过50mL/次，注射速率为15～20mL/s。

（3）有肺动脉狭窄者，注射速率可降为15～16mL/s。

（二）造影程序

（1）常规投照位置为前后正位和左侧位，根据病变可加照轴位。

（2）对法乐氏四联征者，可用长轴斜位，增强器向患者左侧转动65°～70°角，同时向头端倾斜25°～30°角。

（3）对三尖瓣关闭不全者，可用右前斜位。观察室间隔缺损用左前70°角斜位。图像采集速度为每秒25～50帧，注射对比剂与曝光采集同时开始，共采集3～5s。如需了解左心室情况，可延迟至10～12s。

三、左心室

（一）造影参数

（1）对比剂一般采用浓度为300～370mg/mL的非离子型碘对比剂。

（2）对比剂用量为1～1.5mL/kg，成年人不超过50mL/次，注射速率为12～15mL/s。

（3）如有心室水平分流者，注射速率为15～20mL/s。

（二）造影程序

（1）投照位置为前后正位、左侧位、左前斜位和右前斜位，如病变需要可加摄轴位，对心内膜垫缺损者可采用四腔位。

（2）图像采集速度为每秒25～50帧，注射对比剂与曝光采集同时开始，共采集3～5s。

四、左心房和右心房

（一）造影参数

（1）对比剂一般采用浓度为300～370mg/mL的非离子型碘对比剂。

（2）注射剂量为30～50mL/次，注射速率为10～13mL/s。

（二）造影程序

（1）造影体位一般首选标准正侧位，在此基础上再加照各种角度的斜位。有些特殊疾病需采用复合的投照角度，如房间隔缺损采用左前斜20°～35°角加增强器向头端倾斜20°～30°角，可清楚显示房间隔。

（2）图像采集速度为每秒25～50帧，左房造影注射延迟时间为1～2s，共采集3～5s。

五、冠状动脉

（一）造影参数

（1）对比剂一般采用浓度为300～370mg/mL的非离子型碘对比剂。

（2）左冠状动脉造影每次对比剂用量为8～10mL，手推注入，2s内连续注射完。右冠状动脉造影每次用量为6～8mL，手推注入，1～2s内连续注射完。图像采集至冠状静脉回流为止。

（二）造影程序

（1）冠状动脉造影一般取左前斜位、右前斜位、向足倾斜和向头倾斜轴位等。

（2）旋转的角度要在透视下选择，视心脏类型（如横位心、垂直心等）、心脏大小、左右心室增大情况、横膈位置、冠状动脉开口位置及其分布等因素进行调整。

（3）以下摄影位置可作为造影参考。

①左冠状动脉造影体位：A.右前斜30°角体位。B.右前斜20°角+增强器向头倾斜20°角体位。C.正位+增强器向足倾斜40°角体位。D.左前斜30°～40°角+增强器向头倾斜30°～40°角体位。

②右冠状动脉造影体位：A.左前斜40°角体位。B.右前斜30°角体位。C.增强器向足倾斜35°角体位。

第四节 腹部DSA检查技术操作规程

一、肝脏

（一）造影参数

1. 对比剂

对比剂一般采用浓度为200～300mg/mL的非离子型碘对比剂。

2. 腹腔动脉造影

对比剂用量为35～40mL/次，注射速率为6～8mL/s。

3. 肝总动脉造影

对比剂用量为25～30mL/次，注射速率为4～6mL/s。

4. 超选择性肝动脉分支造影

对比剂用量为10～12mL/次，注射速率为3～5mL/s。肝右动脉造影的对比剂用量和注射速率较肝左动脉造影略高。

5. 肝动脉分支栓塞后复查造影

对比剂用量为3～5mL/次，注射速率为1～3mL/s。

（二）造影程序

（1）腹腔动脉和肝动脉造影体位一般采用正位。

（2）对于动脉瘤或血管主干相互重叠时可选用不同角度的左前斜位或右前斜位，以使病变暴露清晰。

（3）肝脏血管造影一般选用每秒2～4帧速度摄影，先曝光，延迟1～2s后注射对比剂，曝光至肝实质期显示为止。蒙片采集时间为2s。

（4）腹腔动脉造影观察门静脉者，曝光时间不少于16s，至门静脉清楚显示方可结束。

二、胃肠道

（一）造影参数

1. 对比剂

对比剂一般采用浓度为200～300mg/mL的非离子型碘对比剂。

2. 腹主动脉造影

对比剂用量为40～45mL/次，注射速率为14～16mL/s

3. 腹腔动脉造影

对比剂用量为35～40mL/次，注射速率为1～8mL/s。

4. 肠系膜上动脉造影

对比剂用量为15～20mL/次，注射速率为4～6mL/s。

5. 肠系膜下动脉造影

对比剂用量为10～15mL/次，注射速率为3～5mL/s。

6. 胃十二指肠动脉造影

对比剂用量为8～10mL/次，注射速率为3～5mL/s。

7. 胃左动脉、胃右动脉、胰十二指肠动脉和肠系膜下动脉造影

对比剂用量为6～8.mL/次，注射速率为2～4mL/s。

（二）造影程序

（1）造影位置一般取正位。

（2）对于显示动脉瘤蒂或分离血管重叠的，可加摄侧位和不同角度的左右斜位。为了避免膀胱与直肠乙状结肠重叠，对肠系膜下动脉造影时，可采用轻度的左右斜位。

（3）图像采集速度为每秒2～4帧，先曝光1s后再注射对比剂，曝光至对比剂完全消失为止。对不合作的患者可采用非减影模式。

三、肾及肾上腺

（一）造影参数

1. 对比剂

对比剂一般采用浓度为200～300mg/mL的非离子型碘对比剂。

2. 肾动脉造影

对比剂用量为10～15mL/次，注射速率为4～6mL/s。

3. 选择性肾动脉造影

对比剂用量为6～8mL/次，注射速率为3～5mL/s。

4. 选择性肾上腺动脉造影

对比剂用量为4～6mL/次，注射速率为2～3mL/s。

5. 膈动脉造影

对比剂用量为6～8mL/次，注射速率为3～4mL/s。

6. 肾肿瘤栓塞后复查造影

对比剂用量为5～7mL/次，注射速率为2～3mL/s。

（二）造影程序

（1）造影体位一般情况下可选用前后正位。

（2）选择性肾动脉造影可加摄同侧倾斜影像增强器7°～15°角的斜位。肾上腺动脉造影必要时可加摄同侧倾斜10°～12°角的斜位。

（3）以每秒4～6帧速度采集图像，先曝光1s后再注射造影剂，曝光至实质期显示为止。蒙片的采集时间为2s。对不合作的患者可选用非减影模式。

四、胰腺及脾脏

（一）造影参数

1. 对比剂

对比剂一般采用浓度为200～300mg/mL的非离子型碘对比剂。

2. 脾动脉造影

对比剂用量为25 ~ 30mL/次，注射速率为4 ~ 6mL/s。

3. 胰背动脉及胆囊动脉造影

对比剂用量为8 ~ 10mL/次，注射速率为2 ~ 4mL/s。

（二）造影程序

（1）造影体位一般采用前后正位。

（2）对于动脉瘤、动静脉瘘和动静脉畸形等血管性病变，根据需要可加摄不同角度的斜位。

（3）以每秒4 ~ 6帧速度采集图像，先曝光1s后再注射对比剂，曝光至实质期及静脉期显示满意为止。蒙片的采集时间为2s。对不合作患者可选用非减影模式。

五、盆腔动脉

（一）造影参数

1. 对比剂

对比剂一般采用浓度为200 ~ 300mg/mL的非离子型碘对比剂。

2. 导管置于腹主动脉下端造影

对比剂用量为20 ~ 30mL/次，注射速率为14 ~ 16mL/s。

3. 髂总动脉造影

对比剂用量为18 ~ 20mL/次，注射速率为12 ~ 14mL/s。

4. 髂内动脉或髂外动脉造影

对比剂用量为10 ~ 12mL/次，注射速率为4 ~ 6mL/s。

5. 髂内动脉和外动脉的分支血管造影（如子宫动脉、膀胱动脉等）

对比剂用量为8 ~ 10mL/次，注射速率为2 ~ 4mL/s。

（二）造影程序

（1）造影取前后正位，如病变需要，可加摄不同角度的左右斜位。

（2）以每秒2 ~ 4帧速度采集图像，曝光1s后再注射对比剂，曝光至毛细血管期显示为止。蒙片采集时间为2s。

第五节　四肢DSA检查技术操作规程

一、上肢血管

（一）造影参数

（1）采用非离子型碘对比剂，因肢体动脉管对对比剂的敏感性较高，为防止对比剂刺激引起患者剧痛，对比剂浓度要适当降低，一般采用的浓度为180～200mg/mL，每次用量为10～12mL，注射速率为4～6mL/s。

（2）上肢静脉造影一般采用浓度为180～200mg/mL的非离子型碘对比剂。每次用量为8～12mL，手背穿刺时的注射速率为1～2mL/s；肘正中静脉或贵要静脉穿刺或插管时的注射流率为3～4mL/s。

（二）造影程序

（1）上肢动脉和静脉的造影常规体位取正、侧位，如有血管重叠或需观察动脉瘤根部及血管的狭窄范围和程度，可以加摄不同角度的斜位。

（2）上肢动脉造影可选用每秒2帧速度采集图像，采集蒙片2s后注射对比剂（即延迟注射），曝光至毛细血管期显示为止。

（3）对于血管阻塞或狭窄性病变而需观察前臂或手掌时，应先注射对比剂再予以曝光（即采集延迟）。注射对比剂的提前时间应视血管狭窄和闭塞的程度而定。

（4）上肢静脉造影，采用先曝光0.5s后再注射对比剂。对于静脉栓塞病变，需观察远端血管情况时应先注射对比剂再予以曝光。

二、下肢血管

（一）造影参数

（1）下肢动脉一般采用浓度为180～200mg/mL的非离子型碘对比剂。

（2）髂总动脉造影的对比剂用量为15～20mL/次，注射速率为10～12mL/s。

（3）髂内动脉或髂外动脉造影的对比剂用量为8～10mL/次，注射速率为4～6mL/s。

（4）导管前端置于股动脉上段至小腿动脉或足背动脉造影时，则对比剂用量为15～20mL/次，注射速率为3～5mL/s。

（5）下肢静脉造影，置导管前端于髂外静脉远端或股总静脉，对比剂用量为15～18mL/次，注射速率为2～3mL/s。

（6）如做足背浅静脉直接穿刺造影时，对比剂用量为60～70mL/次，注射速率为1mL/s。

（二）造影程序

（1）下肢血管造影体位可用正位和侧位，根据病情需要加摄斜位。

（2）以每秒1～2帧的速度采集，曝光至兴趣区的血管显示为止。

（3）下肢动脉造影的注射对比剂时间是否延迟或提前应根据不同病变决定，有动静脉分流者注射对比剂时间应适当延迟，对动脉阻塞性患者注射对比剂时间应适当提前。

09

女性生殖系统疾病的影像学

第一节　影像学检查技术

一、常用影像学检查技术

（一）X 线检查

1.X 线平片

通常摄取骨盆平片。检查前，需口服缓泻剂，清洁肠道。

2. 输卵管造影

子宫输卵管造影是经子宫颈口注入对比剂以显示子宫和输卵管内腔的检查方法。对比剂为40%的碘化油或有机碘制剂。对于输卵管显影者，还需复查，以观察输卵管通畅情况。子宫输卵管造影应于月经后5～7天进行。以下情况禁用，即生殖器急性炎症、月经期、子宫出血和妊娠期。

（二）USG 检查

经腹壁直接扫查时，膀胱应适度充盈，以推开肠管，使子宫附件清楚显示。彩色多普勒血流显像能显示子宫和卵巢病变的血流情况。

（三）CT 检查

1. 平扫检查

检查前一天需口服缓泻剂清洁肠管。检查前2～3h，分多次口服1%的泛影葡胺溶液1000mL，以充盈和识别盆腔肠管。

2. 增强检查

增强检查常需进行，尤其是肿块性病变。方法是静脉内快速推注对比剂后，即对病变区进行扫描。强化后，子宫肌明显均一强化，中心低密度宫腔显示更为清晰。

（四）MRI 检查

1. 平扫检查

常规行SE序列的T_1WI和T_2WI检查。其中T_2WI检查非常重要，能显示宫体、宫颈及阴道的各带解剖，并易于发现盆腔病变。

2. 增强检查

平扫发现盆腔病变后，一般需行增强MRI检查。

二、异常影像表现

（一）X 线检查

女性内生殖器呈软组织密度，与周围结构缺乏天然对比，不能显影。

1.X 线平片所能显示的异常表现

（1）骨盆大小和形态异常，如骨软化造成的骨盆缩窄畸形。

（2）盆腔内异常钙化，其中某些钙化具有一定特征，如输卵管结核的横行条状钙化、子宫肌瘤的堆积粗颗粒状钙化、卵巢畸胎瘤内的牙齿和骨骼影。

（3）盆腔软组织肿块影，巨大子宫肌瘤或卵巢肿瘤可表现为软组织肿块，周围含气的肠管被推移。

2.X 线造影异常表现

（1）宫腔异常：宫腔大小、形态有改变，但充盈良好，边缘光整，见于各种类型子宫畸形；宫腔变形，不规则并边缘不整，指示粘连；宫腔内圆形光滑的充盈缺损，见于黏膜下肌瘤或息肉。

（2）输卵管异常：可表现为输卵管粗细不均、串珠样改变、僵硬、狭窄、边缘不整、梗死和扩大积水，由非特异性炎症或结核所致。

（二）USG 检查

USG检查在妇科领域中主要用于盆腔肿块的诊断，肿块依声像图表现分为3种类型。

1. 液性肿块

边缘轮廓清晰，内部呈无回声暗区，可有条状分隔光带，肿块后方回声增强。

2. 实质性肿块

边缘轮廓清楚或不规整，内部光点散在、稀疏、分布均匀。

3. 混合性肿块

轮廓多不规则，同时含有液性暗区和实质性回声。

（三）CT 检查

1. 平扫检查

平扫检查可识别子宫，但正常卵巢和输卵管均不能显示。女性盆腔CT检查异常表现包括子宫大小、密度改变及盆腔肿块。

2. 增强检查

强化后子宫肌明显均一强化，中心低密度宫腔显示更为清晰。

（四）MRI

检查T_1WI像上，正常宫体、宫颈和阴道在周围高信号脂肪组织的对比下，可清楚显示，表现为一致性较低信号。T_2WI特别是高分辨力T_2WI像上，能清楚显示宫体、宫颈和阴道的解剖结构。绝经期前，正常卵巢可识别：在T_1WI上为低信号，在T_2WI上其内卵泡呈高信号，中心部低至中等信号。

第二节　子宫肌瘤

一、影像学表现

（一）USG 检查

子宫肌瘤表现如下。

（1）子宫增大，形态不规则。

（2）肌瘤结节呈圆形低回声或等回声，后者有假性包膜形成的低回声晕。

（3）子宫内膜移位和变形，壁间肌瘤使子宫内膜移向对侧并发生变形，黏膜下肌瘤显示内膜增宽、增强，或显示出瘤体。

（二）CT 检查

CT检查显示子宫增大，可呈分叶状。肌瘤的密度等于或低于正常子宫肌，增强检查有不同程度强化。如发现瘤内有钙化，则能确诊为子宫肌瘤。

（三）MRI 检查

MRI检查能发现小至3mm的子宫肌瘤。肌瘤在T_1WI上信号强度类似子宫肌，然而在T_2WI上呈明显均一低信号，边界清楚，具有特征。Gd-DTPA增强扫描，肌瘤呈不均一强化。

二、诊断、鉴别诊断及检查方法的选择

子宫肌瘤的主要影像学检查方法是USG和MRI检查，MRI是最准确的方法，但USG为诊断和随访的首选方法。多数病灶的CT图像上子宫肌瘤与正常子宫肌密度无差别，故较少应用。

第三节 子宫内膜癌

子宫内膜癌常用的检查方法为超声、CT和MRI。术前评估中对癌变范围及程度的准确判断，是制订治疗方案的重要依据。在辅助诊断各种检测方法的选用上，以超声检查最为简便、适用。在对有高危因素，高龄或有内科合并症患者的术前评估中可选用CT、MRI、PET-CT等影像学之检查，以便准确地进行术前评估。

一、超声检查

超声检查简便无创，能行动态观察，已成为子宫内膜癌术前检查中首选的检查方法。在临床Ⅰ期患者的术前检查中，超声检查对内膜、宫腔状况的阴性预测值为90%以上，故已为常规采用，并以此检查结果对是否需采取内膜组织活检以及取活检方式的选择提供影像学参考资料。

近年来B型超声检查发展较快，特别是经阴道B型超声检查的广泛应用于妇科临床，在辅助诊断子宫内膜病变方面有一定的进展。经阴道B超检查可了解子宫大小、宫腔形状、宫腔内有无赘生物、子宫内膜厚度、肌层有无浸润及深度，为临床诊断及病理取材（宫腔活检，或诊刮）提供参考。经绝后妇女子宫出血，可根据经阴道B超检查结果选择进一步确诊方法。据报道，绝经后妇女经阴道测定萎缩性子宫内膜平均厚度为（3.4 ± 1.2）mm，内膜癌为（18.2 ± 6.2）mm，并认为绝经后出血患者若经阴道B超检查内膜厚度<5mm者，可不做诊断性刮宫。若B超检查确定局部小赘生物可选用宫腔镜下活检，若显示宫腔内有大量赘生物，内膜边界不清，不完整，或肌层明显变薄或变形，则以简

单宫腔内膜活检为宜。

经阴道超声作为一项非侵入性的检查在子宫内膜病变的筛查中较常用，可准确测量子宫内膜的厚度，但很多内膜病变，如子宫内膜息肉、黏膜下子宫肌瘤、子宫内膜增生等均可引起子宫内膜增厚。在绝经后雌、孕激素干预（PEPI）临床实验中，Robert等比较经阴道超声和子宫内膜活检用于检查子宫内膜病变的价值，448例接受激素补充治疗的绝经后妇女参加了这项对比研究，对448例妇女进行的577项检查中均同时进行了经阴道超声和子宫内膜活检，每年进行随访，取子宫内膜厚度5mm为超声检查的界点，经阴道超声检查子宫内膜病变的阳性预检值为9%，敏感性为90%，阴性预检值为99%，作为筛查，超过50%的妇女都须进行子宫内膜活检，而有内膜病变的妇女只有4%。因此，经阴道超声诊断子宫内膜病变的阴性预检值较高，阳性预检值并不理想。经阴道超声检查可作为子宫内膜活检或宫腔镜检查的初筛，如检查发现子宫内膜与子宫肌层交界处结构清晰，内膜萎缩均匀，则基本可排除子宫内膜病变。

经阴道B型超声检查为评价妇女有不正常阴道流血，特别是对绝经后出血妇女重要的无创检查。Gmnberg等评估205例绝经后出血妇女，检测30例绝经后无症状妇女和30例已知内膜癌之绝经后妇女，绝经后无症状组与内膜癌组内膜厚度分别为3.2mm和17.7mm。对205例未知诊断的绝经后出血妇女进行内膜测定，其中18例为癌，无癌妇女内膜厚度<8mm，以5mm为界值，诊断子宫内膜异常敏感性为100%，特异性为96%，阳性预测值为87%，阴性预测值为100%。Bourne等对选择性183例绝经后妇女做B超内膜厚度检测，其中34例无症状，12例为内膜癌，其发现与以上报道相近。但因内膜癌也可能发生内膜厚度<5mm，故对测定内膜厚度<5mm不需行内膜活检此点尚未能取得一致同意。

B型超声检查可评估测量肌层受累深度，在对15例内膜癌患者行MRI及超声检查对肌层受累状况进行评估，以浸润深度<50%肌层为浅肌层受累，>50%为深肌层受累为标准，B超对肌层受累深度预测准确率为75%。

我国妇科肿瘤诊治指南将B超此种无创检查列为辅助诊断首选方法，按内膜及宫腔B超检查结果选用子宫内膜取样方法，对内膜厚度<5mm时可暂时观察，若仍有症状则行宫腔镜活检明确诊断；对内膜厚度>5mm行诊刮，对有大量癌灶或肌层受累者可直接取样确诊。

二、计算机断层扫描（CT）及磁共振成像（MRI）

在子宫内膜癌诊断的价值由于超声检查对软组织对比分辨率较差，相对视野较小，在对大范围内肿瘤评估中受到一定限制。CT、MRT诊断的优点是可以获得高度客观，可再现的稳定图像，能明确癌灶及淋巴结的转移状况。但在评价淋巴结有无转移时均仅从其大小、位置变化做出形态学诊断，即便增加处理也无法做出良、恶性之鉴别。由于CT检查有放射损伤，对淋巴结转移敏感性为25%～70%，特异性为78%～97%，准确率为65%～80%，与MRI相近似，对软组织之分辨不及MRI，故目前对内膜癌临床Ⅰ期术前评估内膜厚度、肌层受累状况、宫腔有无受累等多选用MRI。

MRI具有对软组织分辨高，能多方位、多序列成像优点，可准确显示盆腔及子宫解剖，在判断肿瘤的肌层浸润深度及淋巴结转移方面具有重要价值。目前已用于子宫内膜癌的术前评估，特别是对高龄、肥胖、有内科并发症手术风险大的患者，作为制订治疗计划，选用治疗方式上重要的检查依据。对MRI在内膜癌术前评估的价值方面国外相关报道较多，我国开展此项检查较晚，报道较少。

MRI对子宫内膜厚度，肌层浸润深度，浆肌层受累，淋巴结转移等的诊断标准：①绝经前妇女内膜厚度>10mm，绝经后子宫内膜厚度>5mm为子宫内膜增厚。由局灶性或弥漫性异常信号区，但结合带完整，为肿瘤局限丁内膜无肌层受累。②肌层受累表现为结合带不连续，增强扫描宫壁内缘毛糙。浸润深度癌瘤外侧缘—子宫浆膜层最小距离/子宫肌层总厚度比值>50%为浅肌层受累，<50%为深肌层受累。③浆膜层及宫旁受累：子宫外形轮廓不规则、不完整，外缘连续性中断，或子宫旁有软组织影像等。④淋巴结转移：盆、腹腔淋巴结直径>1cm可为淋巴结转移。

Nagar等研究报道，MRI对宫颈受累之诊断准确率可达83%～92%，能较好地在术前做出评估。该研究对宫颈受累预测值的敏感性为100%，特异性为91.9%。MRI为能准确判断宫颈受累方法。对淋巴结转移之评价，Cabrita等报道MRI对淋巴结转移的敏感性为17%，特异性为99%，准确率为89%。多数研究以淋巴结>1cm作为有转移之指标，结果显示敏感性为60%，特异性为97.4%，阳性预测值为75%，阴性预测值为94.9%，故认为MRI对淋巴结转移敏感性偏低，但特异性高，对无淋巴结转移预测准确率高。

三、正电子发射体层成像（PET）

由于癌细胞葡萄糖代谢较正常组织旺盛，摄取18F-FDG量多，因而能被识别。PET显像为葡萄糖高密度聚积组织区，称为“功能影像诊断”，而CT、MRI诊断为对断层面地解剖构造，故为“形态影像诊断”。PET-CT为PET与CT结合，克服PET解剖结构分辨不足的缺点，提高分辨率，集中断层显像和全身显像的优点，提高了定位和定性的精确性，因而具有较高的诊断效能和准确性，能为确定治疗方案提供依据。为手术、放疗提供精确的生物靶区定位信息，为放疗提供准确部位。故为目前具有较高的诊断性能和临床应用价值的功能代谢影像学检查。

对淋巴结转移方面（PET-CT检查）显示出比CT、MRI更高的敏感性（Grigsby等）。Reinhardet等报道PET-CT对淋巴结诊断敏感性、特异性、阳性预测值分别为91%、100%和100%；而MRI分别为73%、83%和67%。因价格贵，在我国内膜癌的诊断中很少应用，多用于监测和复发诊断。但应注意18F-FDG为显像剂可能有假阳性和假阴性的存在。假阳性可见于炎性病变、肉芽肿（如结核等），或放化疗后组织修复对18F-FDG摄取增多所致。假阴性可能为仪器分辨率限制，难于发现微小病灶，或葡萄糖转运蛋白变异，或某种肿瘤糖代谢偏低等。国外报道认为，PET-CT术前诊断可减少剖腹探查，减少手术治疗及在选用术式方面提供信息。

第四节　妊娠滋养细胞疾病

一、超声检查

葡萄胎滋养细胞增生、绒毛间质水肿使绒毛变成大小不等的水泡，细蒂相连状如成串葡萄。妊娠滋养细胞肿瘤是起源于胎盘绒毛的滋养细胞侵蚀肌层，破坏血管，改变子宫肌壁正常结构，这些病理特征正是超声诊断的声学基础。超声检查可清楚显示软组织图像，尤其是彩色多普勒超声针对妊娠滋养细胞肿瘤极易侵蚀、破坏血管的特点，广泛地应用在妊娠滋养细胞肿瘤的早期诊断，以及疗效观察和疾病转归随访中，是一种便捷、无损伤、可重复的首选检查方法。使用经阴道彩色多普勒超声检查，探头更接近盆腔内子宫，对子宫血流的改变等将更加敏感，图像更为清晰，有助于细微病灶的观察。

（一）葡萄胎超声表现

超声检查对完全性葡萄胎和部分性葡萄胎的诊断正确率均可达到95%以上，是临床疑诊葡萄胎首选的辅助检查方法。

葡萄胎超声征象如下。

（1）子宫增大，大多大于停经月份。

（2）宫腔内充满了闪亮密集光点及大小不等“雪片状”或“蜂窝状”杂乱回声，这是葡萄胎主要的超声所见，也是诊断葡萄胎主要的影像依据。

（3）大部分葡萄胎患者的滋养细胞过度增生伴有宫腔积血，使得子宫较正常停经月份为大，超声可见宫腔内不规则液性暗区在“雪片状”或“蜂窝状”杂乱回声边缘。

（4）完全性葡萄胎子宫腔内无胎儿及羊膜等附属物；部分性葡萄胎时，宫腔内尚可见胎儿组织或残留的绒毛膜囊。

（5）在完全性葡萄胎，彩色多普勒超声可见子宫动脉表现低阻抗高流速改变，但在部分性葡萄胎中子宫血流改变有时不明显。无论完全性葡萄胎或部分性葡萄胎，在宫腔内的“雪片状”或“蜂窝状”回声中均无血流。完全性葡萄胎在与部分性葡萄胎鉴别上较为有意义的是CDFI，胎盘水泡样退行性变超声检查时，“水泡样”组织及其旁可见较为丰富的血流。部分性葡萄胎肌层及宫腔组织内无明显血流或仅见稀疏星点状血流。

（6）卵巢黄素化囊肿往往双侧性，大小中等（5cm左右），圆形或椭圆形，囊壁薄，见分隔，囊内液清。但也有部分患者卵巢黄素囊肿较大，>10cm的囊肿有时会自发破裂，此时超声可见原囊肿张力减低，皱缩状，盆腔内有游离液体。

（二）妊娠滋养细胞肿瘤超声表现

超声诊断妊娠滋养细胞肿瘤时应结合临床病史。子宫超声表现如下。

（1）肿瘤组织超出宫腔范围向肌层浸润，子宫正常大或不同程度的增大，形态可不规则，病灶部位局部隆起。

（2）子宫肌层光点粗糙或宫腔内的杂乱回声，见到1个或数个边缘不整的光团，可显示为不规则的低回声、海绵状和蜂窝状回声，无明显边界，海绵状和蜂窝状回声内可见缓慢流动液体。子宫局部病灶声像图有时与子宫肌瘤囊性变很相似，需结合临床做出正确判断。

（3）部分患者子宫局部或大部甚至全部表现为不规则的蜂窝状改变，易误认为葡萄胎残留，实际上为滋养细胞侵蚀子宫肌层后坏死出血的表现，严重时可达子宫浆膜层。

侵蚀性葡萄胎和绒毛膜癌在彩色多普勒超声下的改变具有显著特征，表现在血管数口增加，分支多而杂乱；血管层次消失，走向紊乱；子宫壁动静脉吻合丰富，静脉增粗膨大，形成大量的动静脉瘘等。病灶内血流信号极其丰富，呈“枯枝状”或“湖泊状”，血流红蓝相间，色彩斑斓，阻力指数极低，大都为0.2～0.4。极低阻力的动脉性频谱和动静脉瘘频谱超声检查时可出现呈蜂鸣状声音，频谱包络线呈毛刺状，是血管受到妊娠滋养细胞肿瘤侵蚀后的特征性改变。血流频谱主要有3种类型：①高速低阻血流频谱，形态为毛刺状、低振幅的宽带频谱；②类滋养层周围血流频谱；③静脉化动脉频谱，为低阻力型动脉血流频谱。若肌壁内不均低回声内部无明显血流，仅周边有丰富血流时，表示该处病灶中央为坏死区。子宫动脉血流参数直接反映子宫血液灌注量的大小以及血流动力学的变化，妊娠滋养细胞肿瘤患者病灶内新生血管增加，血流丰富，致使子宫动脉在这些患者表现为明显扩张，血流丰富，血流参数改变。肿瘤的生长必定伴随新生血管的发生和体积的增大，而多普勒三维能量超声的血管造影术模式，通过三维超声的不规则体积测量（VOCAL）技术，评价不规则病灶的形态并进行准确定量。由于能量多普勒比普通彩色多普勒灵敏，而三维超声的显示更可以加强对肿瘤新生血管的细微循环作精密的呈现，相信三维能量多普勒超声检查可以取代一部分传统的放射血管造影术，用于妊娠滋养细胞肿瘤的辅助诊断。

近年来超声计算机技术以及超声造影剂的快速发展，改善了超声血管内造影临床应用的技术难度，提高了其临床应用价值。由肘静脉注射超声微泡造影剂后通过肺循环到达全身，微泡进入血管，极大增强了血管内的回声，增强彩色多普勒血流信号或灰阶信号，使肿瘤细微血管的显示度提高。超声实时动态下观察病灶内血流灌注情况，可见造影剂灌注肌壁浸润病灶明显早于正常子宫肌壁，消退则晚于正常子宫肌壁，治疗后侵蚀病灶灌注时呈现异常灌注停止，在后期显示灌注的瘢痕灶。目前第二代静脉超声造影剂的平均直径为2.5μm，远远大于CT、MRI的造影剂直径，无法透过血管壁的细胞间隙进入组织间质，且其稳定性较第一代造影剂明显增强，在微血管的显示上具有明显的优势。

二、X 线检查

X线检查是妊娠滋养细胞肿瘤诊断中的一项重要辅助检查，主要用于肺部检查，是肺转移首选的检查方法，预后评分系统中肺部病灶个数是以胸部X线检查上所见个数为标准。肺转移的X线表现多种多样，但基本形态可分为2类。①片状阴影：不规则形态有云片状阴影，常分布在肺的一侧或两侧，边界不清，阴影可仅只一个片，也可满布双肺，如不结合病史和HCG很难和肺结核或不典型肺炎相鉴别，此种阴影常见于早期病例。②圆形阴影：转移灶呈圆形，密度不高。根据圆形阴影又时按其大小，再分为3种：①小豆或结节状阴影，直径<3cm；②中型或棉球状阴影，呈圆形，直径3～5cm；③大型或团块状阴影，直径>5cm。妊娠滋养细胞肿瘤肺转移病灶的分布两下肺较中、上肺为多，右侧较左侧肺转移灶易出现，外侧带比中、内侧带为多。

妊娠滋养细胞肿瘤肺部转移宜进行动态观察，一般在治疗期间至少每月摄片1次，常为正位片，必要时须加摄侧位片，以了解肺部病灶大小及部位。肺部病灶经过几个疗程化疗，多数皆能逐渐消失。但也有少数虽经多个疗程化疗，临床症状消失，HCG也达正常水平，胸部X线检查仍有残存淡薄阴影，甚至持续时间较长，停止化疗后有时持续1年以上，甚至2～3年才逐渐消退，个别可长达4～5年。在此种情形中，胸部X线检查中残存的阴影并不表示肺部尚有滋养细胞病灶。

三、CT 检查

肺部是妊娠滋养细胞肿瘤最常见的转移部位。脑转移继发于肺转移，早期诊断肺、脑转移对明确预后评分、指导制订治疗方案极为重要，以往常用普通X线摄片诊断肺转移，但难以显示微小和隐蔽的病灶，对临床决策造成错误导向。靠临床判断是否有脑转移，常发现较晚，延误治疗。CT对肺部较小病灶和脑、肝等部位的转移灶有较高的诊断价值。在胸部X线检查阴性而改用肺CT检查时，常可发现40%的患者存在肺微小转移。应针对妊娠滋养细胞肿瘤胸部X线检查阴性者常规检查肺CT，有肺转移者应常规做脑CT和肝CT。

CT所具有的优势：①CT以厚层10mm、间隔10mm进行扫描，可疑处可加薄层扫描（厚层2.5mm）组织器官的横断面，在此断面中所有组织结构均能清晰显示，不存在胸部X线检查的前后左右重叠。②CT的密度分辨率较X线胸部X线检查高10～20倍，在两种物质密度相差0.5%的条件下，3mm的小病灶也能被检出。③CT图像经处理，放大、累加反转，特殊灰阶功能处理后，可以判别病灶是否由多个小病灶融合而成，密度是否均匀一致，其内是否有小泡征、空洞，边缘是否光滑，有无分叶、毛刺和胸膜凹陷征等，这是分辨良恶肿瘤的重要依据。

妊娠滋养细胞肿瘤肺转移病灶CT所反映的特点其实是转移的瘤细胞滞留、生长、侵蚀、破坏、出血及炎症的病理过程。①增粗的肺纹理（为最早期的肺部改变，类似肺部慢性炎症的表现）；②不定性的斑片影（主要为肺动脉有瘤栓存在，部分血管壁向外突出或滋养细胞侵入肺泡内将血管内及肺泡内瘤变联结成片）；③边缘不光滑的结节和肿块，或者是绒毛状的向肺内突起的结节（主要为转移瘤中心出血坏死，周围有滋养细胞聚集，周围的肺组织受积压而萎缩，并伴有水肿、炎性细胞的浸润）；④边缘清楚的结节或肿块（主要为经治疗后，瘤周反应吸收、纤维化）。随着病情的变化，肺部CT的表现一般多按以上顺序演变。

四、MRI 检查

磁共振成像（MRI）具有无创、软组织对比度好及多断面成像等优点。葡萄胎的MRI表现：①子宫体积扩大，子宫腔扩大，其内可见大量较均匀的分隔和小囊呈长T_1、长T_2信号改变，与病理上显示其内滋养细胞增生、绒毛间质水肿及形成大小不等的水泡有关；②宫腔内病变呈典型"蜂窝"状或"葡萄"状，与所形成的水泡状结构排列状态有关；③病变包膜完整，子宫内膜信号连续，肌层呈受压变薄改变，与病理上病变未侵犯子宫肌层相一致；④宫腔及肌层未见明显增粗、迂曲的血管，与间质内胎源性血管消失有关；⑤DWI显示肿块内"蜂窝"状或"葡萄"状结构扩散不受限，可能与病变恶性程度低，细胞排列不太密集，水分子扩散较顺畅有关；⑥增强扫描表现为较均匀的分隔强化，囊泡样结构不强化，与扩张的囊泡状结构缺乏血供有关。

妊娠滋养细胞肿瘤的MRI表现：①病灶内有大量杂乱的等T_1、等T_2信号的分隔及大小不一致的长T_1、长T_2信号小囊，与病理上的滋养细胞浸润和多发囊变坏死有关；②病变包膜不完整，可呈囊实性或"蜂窝"状，其内可见片状高信号，主要与病变恶性度较高及坏死有关；③子宫内膜信号不连续，肿瘤侵犯子宫肌层，与子宫肌层界限不清；④病变周围及子宫腔内及肌层出现大量增粗、迂曲的血管流空信号，于T_1WI上显示最清楚，此与肿瘤本身的生物学特性有关，肿瘤本身无固有的血管，而是依赖破坏邻近血管获取营养，加之异常增高的HCG激素水平刺激，使子宫原来的血管层次紊乱，甚至出现典型的“血湖”状表现；⑤DWI（高b值时）显示扩散受限，与病变恶性程度高、细胞排列密集及水分子扩散不顺畅有关；⑥增强扫描可见分隔及实性部分强化，囊内可有不规则片状强化，考虑与增粗、迂曲的血管显影有关；⑦一般均为血行转移，很少出现盆腔及腹股沟淋巴结转移。

五、PET与PET－CT

正电子发射体层成像（PET）的基本原理：恶性肿瘤细胞的葡萄糖代谢明显高于正常细胞，PET利用这种变化采用可发射正电子的核素标记葡萄糖衍生物，经放射性换算，获得局部组织代谢的定量功能图，从而清晰显示、定位代谢增高的肿瘤病灶和代谢降低的其他病灶。但是PET的图像质量远不如CT和MRI，因此将PET的高生物特异性与CT高精度结构成像结合起来，形成新的影像诊断模式PET－CT，它能从分子水平反映疾病的发生、发展过程，在临床症状出现前达到诊断疾病的目的，具有高特异性和高敏感性。在肿瘤方面PET－CT主要有以下几方面的应用：①肿瘤良恶性的鉴别诊断；②为发现淋巴结等转移的患者寻找原发病灶；③肿瘤的临床分期；④鉴别肿瘤治疗后的复发与坏死；⑤评定肿瘤的恶性程度及预后分析；⑥评价肿瘤的治疗效果。PET－CT可以诊断出胸部X线检查及CT无法发现以及容易误诊的病灶，可以检测到隐匿的绒癌，当传统的影像学方法不能检测到转移病灶时，PET－CT可能会有效地检测出隐匿的转移病灶。

六、放射血管介入

妇科肿瘤的盆腔动脉造影可了解盆腔病灶血供和盆腔血管分布。如怀疑肿瘤有远处转移，可同时进行其他脏器的供血动脉造影，如肝动脉、肺动脉造影，从而了解转移灶的情况，有助于判断病灶大小和临床期别。在临床实践中发现一些妇科肿瘤盆腔造影具有特殊征象，可作为诊断和鉴别诊断的依据，这在妊娠滋养细胞肿瘤中尤为突出。妊娠滋养细胞肿瘤盆腔动脉造影可清楚地了解病灶部位及侵蚀程度，不仅有利于疾病的期诊断，而且对判断化疗效果及预测病变转归均有十分重要的价值。葡萄胎的盆腔子宫动脉造影可表现为以下几点：①子宫动脉增粗、血流增快；②宫腔内不规则造影剂滞留在血窦或绒毛间隙可见圆形或类圆形充盈缺损；③静脉期提前显影；④病变不侵及子宫肌层。

妊娠滋养细胞肿瘤的造影则可表现为以下几点：①子宫动脉扩张、扭曲，子宫肌壁血管丰富，病灶部位出现多血管；②子宫肌层动静脉瘘出现；③出现“肿瘤湖”征象，即造影剂大量溢出血管外，形成边缘整齐均匀的片状影；④造影剂滞留，呈头发团样的充盈，又称肿瘤着色；⑤卵巢静脉扩张。如病变向外扩展而形成宫旁转移时，则可见在子宫范围外有多血管区或血窦造成的宫旁转移灶阴影，从而清楚地了解病灶部位及侵蚀程度。

第五节　妊娠合并卵巢肿瘤

妊娠合并卵巢肿瘤是罕见疾病，随着超声检测的普及和对产科检查的重视，其检出率已由1/1000上升至41/1000。功能性肿瘤（卵泡、黄体和卵泡膜黄素化囊肿等）是妊娠期最常见的卵巢肿瘤类型，占妊娠期卵巢肿瘤总数的54%。其他较常见的良性肿瘤按发病率高低依次为成熟畸胎瘤、浆液性囊腺瘤、卵巢冠囊肿、黏液性囊腺瘤和巧克力囊肿。恶性肿瘤仅占2%～3%，恶性肿瘤中最常见的是未成熟畸胎瘤和无性细胞瘤，妊娠合并上皮性卵巢癌较少见。

妊娠合并卵巢肿瘤患者多无临床症状。50%的患者是在产前超声检查时发现卵巢肿瘤，剖宫产时发现者占4%。由子宫增大导致盆腔解剖结构改变，肿瘤引起的症状多在妊娠16周后出现。与未妊娠时相比，妊娠期卵巢肿瘤发生扭转、破裂和感染的概率增加，这可能与妊娠妇女的解剖结构、激素水平和血管分布改变有关，但迄今尚无证据说明妊娠加速肿瘤的生长和播散。妊娠不影响卵巢肿瘤患者的预后。

一、B型超声检查

B型超声检查是首选的辅助检查方法。超声发现卵巢肿物的时间多为妊娠早期和中期，妊娠期卵巢肿瘤多为功能性，最常见的是黄体囊肿，可自行消失，而消退多发生于妊娠16周前。对26110例早期妊娠的B超检查结果进行回顾性分析，妊娠早期发现的肿物只有26%的病例在妊娠16周后仍持续存在。B型超声检查不仅能发现无症状的卵巢肿物，对判断肿物的性质也有较高的价值。囊性肿物、单房、直径<5cm者恶性风险低。当卵巢肿物呈以下表现时应高度怀疑为恶性：直径

>6cm、双侧、具有实性结构、囊性肿物中有>6mm的乳头、乳头突起中可探及血流、伴有腹水、持续存在至妊娠16周后。对初诊时肿瘤直径>10cm、增长速度>0.35cm/周时，恶性肿物的可能性明显增加。

二、磁共振成像（MRI）

MRI能够反映肿物的形态学特点并对组织进行三维重建，不同的信号强度还可提示肿物的组织构成。因此，MRI可以为孕期B超发现的卵巢肿物提供进一步的影像学特征，对不同类型的卵巢肿物做出更准确的诊断。已证实妊娠期妇女接受MRI检查的安全性，但使用静脉造影剂的安全性尚存在争议。孕期的MRI检查只应用于以下情况：①所需要的信息不能通过其他非电离辐射的方法获得；②这些信息在孕期对孕妇和胎儿是必须加以关注的；③医师认为延至产后再进行诊断是不谨慎的。孕期的前3个月是胎儿器官发育的重要时期，除非绝对必要，MRI的检查时间最好在妊娠12周后。对于孕期的急腹症，MRI可以提示炎症、脓肿形成、出血以及肠梗阻等病变的部位。MRI还有助于确定肿物的组织来源、组成及与周围组织器官的关系。

三、其他影像学检查方法

研究认为，妊娠妇女接受CT检查时会受到大量的X线辐射。也有报道称进行盆腔和腹腔CT扫描时，胎儿受到的辐射量很少，远低于致畸量。但是由于妊娠期细胞分裂活动活跃，暴露于离子辐射会增加肿瘤的发生率，因此，只有在无法进行超声及MRI检查时才使用CT。

正电子发射体层成像（PET）对恶性肿瘤的诊断和分期有重要作用。但PET多与CT联合使用，而妊娠期使用PET的安全性也未得到评估。因此，只在其他辅助检查无法明确诊断时才考虑使用PET。

10

男性生殖系统疾病的影像学

第一节　影像学检查技术

一、常用影像学检查技术

男性生殖系统的器官结构包括前列腺、精囊、睾丸、输精管、附睾及阴茎，常见的疾病有前列腺增生、前列腺肿瘤、睾丸和附件的炎症及肿瘤、阴茎肿瘤等。超声、MRI和CT等是常见的影像检查方法，其对于疾病的及时诊断具有重要的临床价值。

（一）CT 检查

检查前准备胃肠道及膀胱充盈，行骨盆横断扫描，必要时强化。

（二）USG 检查

检查前先使膀胱充盈并排空大便。

（三）MRI 检查

先充盈膀胱后，行SE序列T_1WI和T_2WI，一般选用横轴及矢状位扫描。

二、异常影像表现

（一）USG 检查

1. 前列腺对称性增大

内部回声稍强而均匀，是最为常见的异常，多为前列腺增生。

2. 前列腺非对称性增大

前列腺非对称性增大表现为结节状，内部回声不均，并有丰富血流信号，常见为前列腺癌。

3. 睾丸增大

内部回声不均，并有异常血流信号，见于各种类型睾丸肿瘤。

（二）CT 检查

前列腺均匀增大，横径超过5cm，是前列腺增生或前列腺癌所致；前列腺明显增大而形成一较大分叶状肿块，并侵犯周围结构，是前列腺癌被膜外侵犯的表现。有时还可发现精囊肿块并呈水样密度，见于精囊囊肿或脓肿。

（三）MRI 检查

异常表现为前列腺增大及信号改变。

第二节　前列腺疾病

前列腺作为男性生殖系统的重要器官之一，其主要病变有炎症、增生和肿瘤等。前列腺增生症是中老年男性的常见病，是老年人出现下尿路症状的原因之一，前列腺癌是男性泌尿生殖系统肿瘤中最重要的一种，发病率呈上升趋势，而临床表现均常为下尿路综合征。由于其发病机制和原因不完全清楚，治疗和预后不一。因此及时准确诊断具有较大的临床意义。

一、影像检查方法

常见的影像学检查方法有超声、CT和MRI。超声检查，尤其是经直肠超声，其检查容易，诊断价值高，还可以在其引导下穿刺活检，常为首选，但与施检者的专业技术水平有关。CT是常见的检查方法，其密度分辨率高，在显示病变对腺体外邻近组织的浸润及淋巴结的转移和远处脏器的转移时价值较大，常用来确定病变的体积、周围组织的侵犯、转移及肿瘤分期。MRI作为一种最新的影像学检查方法，其空间分辨率和软组织分辨率高，无骨质伪影，可多方位扫描，对前列腺病变的判断标准与CT类似，时对前列腺癌的分期优于CT，且随着直肠线圈的应用，波谱、弥散、灌注等MRI技术的改进，MRI在确定病变部位、体积、成分、周围组织情况、远处转移和肿瘤分期等方面具有明显的优势，对前列腺疾病的定位和定性越来越好。

二、影像诊断路径

首先了解病变的部位，不同的疾病其好发部位可不相同，如前列腺增生好发于移行带，而前列腺癌好发于周围带，根据部位常可提示病变的起源不同；其次观察病变的形态、大小、密度或信号情况，对周围结构的影响，观察其强化的不同特征；再次，观察有无淋巴结的长大及邻近和远处脏器情况，有无直接浸润、血行转移和淋巴结转移；最后，考虑患者发病年龄、临床表现和体征、血液生化学检查如PSA检查，结合相关的影像学检查，如CT、MRI、超声等。对前列腺疾病的诊断和鉴别中，CT和MRI检查能清楚地显示前列腺病变部位、形态、大小、边界、内在组织及其周围组织密度或信号发生改变的情况，增强扫描可见其内密度或信号的改变从而提供更多的影像信息。但有时难以鉴别良恶性，故常常需穿刺活检定性。

三、常见疾病的影像表现

（一）前列腺增生症

前列腺增生症是中老年男性的常见病，是尿道周围腺体内间质或上皮成分过度增生所致的良性病变，好发于50岁以上。病变主要位于前列腺移行带。

1.CT 表现

前列腺增大，圆形，对称，边缘光滑锐利，前列腺与周围组织显示良好。CT可显示前列腺各个径线增大。当前列腺体积明显增大时，可达耻骨联合上2～3cm，增大的前列腺可突向并压迫膀胱，类似膀胱内的肿物，需与膀胱肿瘤相鉴别，可行薄层扫描和延时增强扫描，提供更多的鉴别依据。前列腺呈弥漫增生时，其内密度均匀，形态规则，包膜完整，周围脂肪间隙清晰，增强扫描呈均匀同步强化。呈结节状增生时则表现为增大的前列腺内见单个或多个大小不等的结节灶，密度与正常的前列腺组织相似，增强扫描时结节与正常组织强化一致，前列腺周围脂肪间隙清晰。有时也可有不规则和不均匀的斑片状强化，难以与前列腺癌相鉴别。增生的前列腺可压迫周围带使其变扁，压迫精囊、直肠时使其受压移位，还可出现高密度钙化或结石。

2.MRI 表现

由于MRI可横断面、矢状面和冠状面不同方向成像。因此，可在不同的成像平面上显示前列腺明显增大，轴位像上在耻骨联合以上2～3cm层面可见肿大的前列腺。肿大的前列腺可向前压迫并突入膀胱，在矢状面和冠状面上显影清楚。在T_1WI上显示前列腺增大，信号均匀，轮廓光整，两侧对称，增生结节信号均匀，呈稍低信号。在T_2WI上表现为前列腺各个径线增大，周围带变薄甚至消失，前肌纤维变薄甚至消失。增生结节根据其组织成分的不同表现为等信号、低信号或高信号，中间伴有或不伴有点状高信号，当结节以肌纤维成分增生为主时表现为不规则低信号，以腺体增生为主时表现为高信号，混合型时两者可同时存在。腺体增生者常有假包膜形成，为包绕中央带的环状低信号。增大的前列腺压迫周围组织形成一个低信号环，如同一个假囊，弥漫性增大的也可压迫周围组织，但不形成假囊。

（二）前列腺癌

前列腺癌是男性泌尿生殖系统肿瘤中最重要的一种，主要发生于50岁以上的男性，绝大多数发生在前列腺周围带，以腺癌最多见，约占95%。常见转移途径主要有3种：①直接蔓延；②淋巴转移；③血道转移。骨转移常见。前列腺特异性抗原（PSA）作为肿瘤标志抗原，它的增高可帮助诊断本病。

1.CT 表现

前列腺不规则增大，其内密度不均，可见有大小不等、边界不清的稍低密度灶，增强扫描可见正常腺体组织均匀强化，局部的病灶呈不均匀强化，内可见不规则低密度坏死区。当癌肿突破包膜时，可见前列腺边缘模糊、不规则；中、晚期患者，前列腺不规则增大更明显，局部包膜连续性中断，病灶突入周围组织，周围脂肪间隙消失，累及精囊、膀胱等；伴有淋巴结、骨组织及脏器的转移时，可有相应的CT表现。但CT由于不能准确反映前列腺内部结构，不能区分前列腺体与包膜，对于局限于前列腺内的较小的癌肿常难以发现，故对T_1期和T_2期前列腺轮廓改变不明显的癌肿常难以发现。而CT在显示癌肿对腺体外邻近组织的浸润及淋巴结的转移和远处脏器的转移时价值较大，当直肠周围脂肪间隙消失，提示直肠受累。膀胱精囊角变窄或消失，提示肿瘤侵及精囊。在显示骨转移时CT较好。

2.MRI 表现

MRI的主要优势是用来确定肿瘤的体积、周围组织的侵犯、转移、肿瘤分期。前列腺癌MRI的主要表现为前列腺不规则增大伴局限性隆起，由于病变主要位于前列腺周围带，因此在T_2WI高信号的周围带内出现低信号的缺损区是主要征象，增强后正常前列腺组织均匀强化，而肿瘤组织不均匀强化。当肿瘤局限于前列腺内时，前列腺外缘完整，与周围静脉丛界限清楚。当包膜受侵犯时，可见病变处的包膜模糊、中断和不连续；正常时周围静脉从两侧对称，T_2WI信号高于或等于周围带，如果两侧不对称，与肿瘤相邻处信号降低提示周围静脉丛受侵；侵犯周围脂肪时，可见高信号的脂肪带断裂，出现低信号区，常在T_1WI上显示清楚。此外，还可看见在T_2WI上肛提肌耻骨、尾骨部转移与断裂、精囊受累、膀胱受累，周围淋巴结肿大以及骨转移和其他脏器的转移；肛提肌的移位与断裂和脂肪带断裂常作为诊断前列腺癌向外扩散的指标，同时有助于前列腺癌的分期。

第三节　睾丸疾病

睾丸是产生男性生殖细胞和分泌雄性激素的器官，其常见病包括炎症、结核、肿瘤等。睾丸炎症常伴随附睾炎症，临床上可呈急性经过，表现为睾丸的明显炎性肿痛，也可缓慢进展成慢性炎症。睾丸结核常常由附睾结核发展延及，多由前列腺或粘囊结核蔓延所致，以20～40岁最多见，病程缓慢，常表现为阴囊部肿胀，但疼痛不明显。睾丸肿瘤较少见，但多属恶性肿瘤，约占男性恶性肿瘤的1%。分为起源于睾丸生殖细胞的肿瘤（如精原细胞瘤、胚胎性癌、畸胎瘤、内胚窦瘤等）和起源于睾丸性索间质的肿瘤（如睾丸间质细胞瘤、支持细胞瘤等）两大类。而睾丸精原细胞瘤是最常见的原发性睾丸肿瘤，多发生于30～40岁，临床上早期症状不明显，仅有患侧睾丸沉重或轻度坠胀感，后可出现无痛性肿块，可伴有阴囊囊肿或睾丸鞘膜积液。肿瘤常转移至腹膜后淋巴结而出现腹部包块，或转移至其他组织、脏器出现相应的表现。

一、影像检查方法

（一）超声检查

超声检查是首选的检查方法，方法简便，无痛苦，准确率高，能清晰显示阴囊内结构，判断病变的性质和来源，对判别睾丸内肿块或睾丸外肿块和液性肿块，确诊率更高。

（二）CT 检查

CT除显示睾丸本身的改变外，更重要的是能准确地发现盆腔、腹腔、腹膜后、纵隔淋巴结转移以及其他器官的有无转移，对肿瘤的分期较准确，有助于选择治疗方案。能较好显示病变内及周围淋巴结钙化。但CT的组织分辨力低，且具有放射性，故不宜首选。

（三）MRI 检查

MRI检查其作用与CT相似，但其具有更好的软组织分辨率，对病变的定位、定性、分期及治疗具有很高的价值。睾丸局部检查能发现临床上不能触及的微小肿瘤，并能区别肿瘤中心坏死液化与囊肿，在临床分期上优于CT。

（四）X 线平片检查

胸部X线检查可了解肺和纵隔有无转移灶。

（五）放射性核素扫描

对发现肿瘤的淋巴结转移的准确率较高。

二、影像诊断路径

首先观察病变的部位，是一侧还是两侧睾丸；其次观察病变本身的特点，表现为弥漫性睾丸肿大还是局限性肿大，或是肿块样表现，其内部密度或信号是否均匀，是否有坏死、出血、钙化或脓肿形成等，其边界是否清楚；最后观察强化特点，与周围组织的关系，是否存淋巴结的长大，远处器官的转移。同时要结合临床病史及实验室检查资料，如血象、肿瘤标记物等，综合多方面考虑做出正确的诊断。比如睾丸肿瘤发病年龄常较年轻，不同性质的睾丸肿瘤其肿瘤标记物如甲胎蛋白、绒毛膜促性腺激素也不同，对放疗的敏感性也不一。最后确诊需通过组织学检查。值得注意的是，对怀疑肿瘤时禁忌做活组织检查，而应做经腹股沟手术探查。B超、CT及MRI检查有助于鉴别。

三、常见疾病的影像表现

（一）睾丸精原细胞瘤

睾丸精原细胞瘤是最常见的原发性睾丸肿瘤，占睾丸生殖细胞肿瘤的37%～71%，多发生于30～40岁，生长较缓慢，病程较长，发病原因不明确，隐睾和睾丸下降不全是目前公认的发病的主要原因，对放射治疗敏感。85%的患者睾丸呈弥漫性增大，少许有浸润或突破睾丸白膜倾向。临床上常分为3期。Ⅰ期：肿瘤局限于睾丸及附睾内；Ⅱ期：肿瘤转移至腹膜后淋巴结；Ⅲ期：肿瘤超越腹膜后淋巴结，可有纵隔、锁骨、颈及腹股沟淋巴结的转移。

1.CT 表现

发生于睾丸内的精原细胞瘤可见睾丸两侧不对称，患侧肿大，呈软组织肿块状改变，发生在隐睾的则位置不定，可发现原发肿块位于腹股沟区或腹腔内。病灶大小依其病程长短而定，病史长者，瘤体大。肿瘤一般呈软组织肿块密度，边缘清楚，密度大多不均匀，肿块内可见不规则低密度坏死区，部分肿瘤可发生出血，少数病灶内可见分隔。增强扫描后肿块实质部分有不同程度强化，低密度区不强化。强化后肿瘤密度更不均匀。CT检查还可显示盆腔、腹腔、腹膜后、纵隔淋巴结转移及其他器官的转移。

2.MRI 表现

MRI表现为一侧睾丸或起自隐睾的肿物，边界清楚，与正常睾丸间界限清楚，在T_1WI和质子密度加权像上呈等信号，在T_2WI上，正常睾丸组织信号增高，而肿瘤信号相对低。多数病变内部信号较均匀，但当肿瘤内出现出血、液化、坏死时，可有点状高、低不均的信号改变，根据不同的出血时间而不同，常伴有鞘膜积液。当肿瘤转移到腹部淋巴系统时，可见腹内形成巨大软组织肿物，信号强度与原发肿瘤类似。当发生远处脏器转移时出现相应的MRI表现。

（二）睾丸炎

睾丸炎性病变常见的为非特异性睾丸炎和腮腺炎性睾丸炎，多并发于附睾炎。临床急性期常伴有红肿热痛等急性炎性表现。

1.CT 表现

睾丸明显弥漫性肿大，密度较正常睾丸略低，均匀或不均匀，部分可见小的低密度囊变坏死区。

2.MRI 表现

在T_2WI上信号不均匀，可表现为局部低信号、混杂信号或高信号，在T_2WI上可见睾丸体积增大，信号不均匀，常伴有鞘膜积液。

（三）睾丸结核

常来自前列腺、精囊和输精管的感染，由附睾结核蔓延而来，病程较长，常表现为阴囊区肿胀，急性发作时出现局部红肿、疼痛。病变主要为干酪样变和纤维化，可合并鞘膜积液。

1.CT 表现

睾丸普遍长大或局部肿大，其内呈软组织样密度，边缘可不清晰。当有脓肿形成时，可见低密度液化区，当出现纤维增殖钙化时，病变可见斑点状或小片状的钙化影，或见淋巴结钙化。部分患者因鞘膜积液而呈液性低密度。

2.MRI 表现

当病变较大时，睾丸可见不同程度长大，病变的形态不规则，边缘不光滑，信号取决于病变的程度及不同的成分。在T_1WI上多表现为低信号，可不均匀。在T_2WI上表现为高低不一的混杂信号，信号不均，当有纤维化和钙化时，可见斑片状或点状低信号灶。常伴有少量鞘膜积液。

参考文献

[1]黄华.新编实用临床检验指南[M].汕头:汕头大学出版社,2021.

[2]蒋小丽.临床医学检验技术与实践操作[M].开封:河南大学出版社,2020.

[3]范列英,王伟灵,胡敏,等.临床化学检验标准化操作程序[M].上海:上海科学技术出版社,2020.

[4]张丽琴.检验科管理规范与操作流程[M].天津:天津科学技术出版社,2020.

[5]吕世静,李会强.临床免疫学检验[M].北京:中国医药科技出版社,2020.

[6]佟威威.临床医学检验概论[M].长春:吉林科学技术出版社,2019.

[7]崔巍,张捷,张曼.医学检验科诊断常规[M].北京:中国医药科技出版社,2020.

[8]巴红珍.现代视域下医学影像学的研究与应用[M].长春:吉林大学出版社,2021.

[9]韩岩冰,聂存伟,李成龙,等.实用医学影像技术与诊疗应用[M].合肥:中国科学技术大学出版社,2021.

[10]刘坚作.医学影像诊疗与技术[M].济南:山东大学出版社,2021.

[11]贾晋卫.临床医学影像诊断与应用[M].哈尔滨:黑龙江科学技术出版社,2021.

[12]郭广春,朱宏,葛涌钱,等.现代临床医学影像诊断[M].开封:河南大学出版社,2021.